이 약 같이 먹어도 돼요?

이 약 같이 먹어도 돼요?

초판 1쇄 발행 2024년 12월 19일

지은이 염혜진
편집인 옥기종
발행인 송현옥
펴낸곳 도서출판 더블:엔
출판등록 2011년 3월 16일 제2011-000014호

주소 서울시 강서구 마곡서1로 132, 301-901
전화 070_4306_9802
팩스 0505_137_7474
이메일 double_en@naver.com

ISBN 979-11-93653-27-2 (03510)

가정에 한 권씩 상비해두는
올바른 약 가이드북

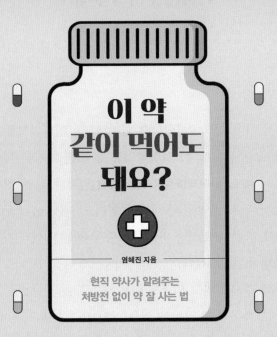

이 약
같이 먹어도
돼요?

염혜진 지음

현직 약사가 알려주는
처방전 없이 약 잘 사는 법

더블:엔

"타이레놀 하나 주세요"

처방전 없이 약국에서 살 수 있는 약을 '일반의약품(일반약)'이라고 부릅니다. 이 일반의약품 중 최근 2년간 매출 1위가 있으니 바로 「타이레놀정500밀리그람」입니다. 해열, 진통 효과가 있어 두통, 생리통 뿐 아니라 열이 날 때도 쓰니 두통약, 생리통약, 감기약, 코로나 바이러스 증상 완화 등 여러 가지 질병에 쓰임이 많았습니다.

'○○약 주세요'라고 약품명을 말하고 구매하는 것을 '지명구매'라고 하는데요. 일반약 매출 상위 100개 제품은 이렇게 '지명구매'로 환자분들이 직접 선택해 약을 구입하는 경우가 많습니다.

2019년 12월부터 현재까지 이런 일반약 매출
상위 100개 제품 목록을 분석해본 결과,(데일리
팜 〈약국 일반약 매출액 TOP100〉 자료 참고) 코
로나 바이러스 여파로 개인위생과 면역력을 중요시하던 2020
년과 2021년에는 종합비타민 중 고함량 비타민B군 함유 제품
군이 매출 상위권을 차지했고, 이후로는 계절적 요인이나 유행
질병에 따라 감기약, 위장약, 코 또는 목 스프레이, 인공눈물,
상처 연고 등 여러 제품의 순위 변동을 볼 수 있었습니다.

광고를 통해 익숙하거나 오랫동안 복용하던 스테디셀러 제
품들은 많은 분이 찾기 때문에 어느 약국에 가도 구입이 쉽습
니다. 단, 이렇게 쉽게 살 수 있기 때문인지 약사가 복약 지도를
하거나 추가 사항을 말씀드리려고 해도 다들 본인이 잘 안다면
서 약만 가져가는 경우가 많습니다.

세대와 관계없이 사용하는 이런 일반의약품도 약이기 때문
에 정해진 용법대로 정해진 양을 먹거나 발라야 합니다. 오래
알고 드셨던 약이라는 생각에 더 많은 양을 먹거나 바르면 부
작용이 나타날 수도 있습니다. 더군다나 고혈압, 당뇨, 고지혈
증 등 만성질환으로 인해 복용 중인 약이 늘어나는 중장년 이
후의 성인이라면 현재 먹는 약과 약국 구입 일반약의 상호작용
으로 인한 부작용을 겪지 않도록 해야 합니다.

이러한 판단을 환자분들이 스스로 하기는 힘듭니다. 약국에서 일반의약품을 살 때 현재 먹고 있는 약이나 건강기능식품 등에 대해 간단하게라도 약사님과 상담 후 구입하는 습관이 필요합니다.

통계청이 발표한 2022년 기대수명은 82.7세입니다.(기대수명은 0세의 출생자가 향후 생존할 것으로 기대되는 평균 생존 연수, 사람들이 평균적으로 얼마나 오래 살 것인지를 나타냄) 2015년부터 2019년에 평균을 낸 최빈사망연령(제일 사망률이 높은 연령)이 남성 85.6세, 여성 90세이니 현재의 속도로 보면 미래에는 100세까지 살 것이 분명해 보입니다.

이렇게 수명이 늘어나고 있지만 복용하는 약의 개수도 늘어나기 때문에 다양한 문제들이 일어나고 있습니다.

건강보험심사평가원에서 2023년에 발간한 《노인의 부적절한 다약제 사용관리 기준 마련》에는 65세 이상 노인을 대상으로 약물 복용과 입원, 응급실 방문, 사망 등의 연관성을 조사했는데요. 사용이 필요하지 않은 하나 이상의 약품을 복용하는 '부적절 약물 사용'과 10종 이상의 약을 같이 드실 경우, 그렇지 않은 사람에 비해 입원이나 응급실 방문, 사망이 1.3배 이상 높았습니다.

이제 무병장수가 아닌 유병장수의 시대입니다. 의학과 약의 발전으로 약을 먹으면서도 오래 살 수 있기에 건강 관리는 선택이 아닌 필수입니다. 약을 안 먹으면 제일 좋겠지만 어쩔 수 없이 먹어야 할 상황이라면 우리 스스로 좀 더 똑똑해져야 합니다. 자의적 판단으로 병을 키우는 일은 없어야 하고 내가 할 수 있는 부분(생활습관 개선, 식습관 개선 등)은 내가 하고, 질병 상태에 대한 조언 혹은 약에 대한 궁금증은 의사나 약사의 도움을 받아야 합니다.

약 종류가 워낙 방대하고 질환별로 처방받는 약이 다양하여 이 책에서는 약국에서 파는 일반의약품, 그중에서도 약국 판매 순위 100위 안에 드는 다빈도 제품을 다루었습니다. 또 약국에서 가장 많은 비중을 차지하는 질문, 예를 들면 "○○약 먹고 있는데 이 약 같이 먹어도 돼요?" 등에 대한 궁금증 해결에 중점을 두었습니다.

약도 알고 먹는 것과 모르고 먹는 것은 많은 차이가 있습니다. 자, 이제 약에 대한 궁금증을 해결하는 여정을 함께 떠나볼까요?

PART 03 소화불량과 장 불편감

PART 04 기력충전 마음안정

✦✦ 읽기 전에 알아두시면 좋은 내용입니다

– 책은 《 》, 기사는 〈 〉, 약의 제품명은 「 」, 성분명은 초록색으로 표시했습니다.
– 이 책에 나오는 제품은 권장제품이 아니며 대표적인 제품 예시로 기재했습니다.
– 일반의약품은 처방받지 않고 약국에서 살 수 있는 약, 전문의약품은 처방전으로
  살 수 있는 약을 말하며, 이 책은 일반의약품을 중심으로 다루었습니다.

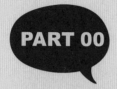

PART 00

약국용 일반약
제품 설명서
제대로 읽기

약국에서 무심코 사는 일반의약품은 처방전 없이 손쉽게 접근할 수 있습니다.
그래서인지 물건 하나를 사도 꼼꼼하게 골라서 사는 분들도
의외로 약 상자 겉면에 쓰인 설명을 잘 읽지 않습니다.
보통 상자 안에 별도로 더 자세한 내용이 적힌 종이가 있지만,
이것까지 읽으라고는 안 하겠습니다.
최소한 상자 바깥에 쓰인 내용이라도 가볍게 읽어주세요.
물론 글씨도 워낙 작고 많은 내용이 적혀 있어 귀찮을 수 있습니다.
건강을 지키는 1원칙은 내 몸에 관한 관심입니다.
작은 부분부터 신경 쓰는 습관이 내 몸의 건강을 지킵니다.

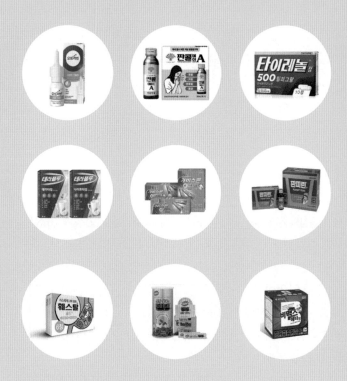

약국용 일반약 제품 설명서에 들어있는 내용

✚ **유효성분** : 어떤 성분이 얼마나 들어있는지 알 수 있습니다. 여러 가지 약을 먹고 중복해서 성분이 겹칠 때 부작용이 나타날 수 있으니 잘 살펴봅니다. (예: 「타이레놀」의 성분인 아세트아미노펜의 경우 하루 최대량 4000mg을 초과할 경우 급성 간독성 위험이 있습니다. 이후 본문에 더 자세히 나옵니다.)

✚ **효능·효과** : 이 약이 어떤 효과가 있는지 알려줍니다.

✚ **용법·용량** : 하루 몇 번 먹는지, 몇 알 먹는지, 식사 전에 먹는지 식사 후에 먹는지 등에 대한 기본적인 정보가 있습니다. 나이 혹은 체중에 따라 용량이 다릅니다.

✚ **사용상의 주의사항** : '복용하지 말아야 할 사람' 항목에 자신이 해당한다면 약을 구입하지 말아야 합니다. '복용 전 의사 혹은 치과 의사, 약사와 상담 후 복용 가능한 약'이라 적혀 있으면 상담 후에 구입이 가능합니다. 임의로 판단해 사지 마시고 상담이 필요하다면 약사님과 의논하세요.

✚ **저장 방법** : 대부분의 약은 실온(1~30도) 보관입니다. 건조하고 서늘한 곳에 두시면 됩니다.

일부 안약이나 항생제는 냉장 보관일 경우도 있습니다.

✚ **사용기한** : 사용기한 내에 약을 소비하고 남는 약은 보건소, 동사무소, 약국 등의 폐의약품 수거함에 버리면 됩니다.

✚ **첨가제** : 색을 내거나 약 성분끼리 잘 붙어 있게 하는 등 다양한 첨가제가 약에 들어갑니다. 식품의약품안전처에서 안전하다고 허가받은 첨가제이기 때문에 이런 첨가제에 대해 너무 걱정하지 않으셔도 됩니다.

이 약 같이 먹어도 돼요?

다 귀찮아도 이것만은 '꼭' 읽어봐아 하는 설명은?

바로 **용법·용량** 부분입니다. 의외로 정해진 양보다 많이 드시거나 덜 드셔서 효과가 없다고 말씀하시는 분들이 있습니다. 지금 불편해서 드시는 약이라면 효과를 볼 수 있는 양을 바르게 드셔야 합니다. 또한 효과가 좋았다고 해서 정해진 용법 외에 더 드시는 것도 금지입니다.

자신이 효과를 봤다며 주위 사람들에게 약을 나눠주는 분들도 가끔 계시는데요. 남은 약을 다른 분들과 나눠 드시지 마세요. 아무리 증상이 같아 보여도 다른 질환일 수도 있으므로 함부로 약을 나눠 드시는 것은 권하지 않아요. 건강에 대한 책임은 본인에게 있다는 것 잊지 마세요.

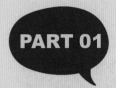

PART 01

으슬으슬
지끈 콜록
감기 기운

감기는 아직까지 치료제가 없습니다.
병원에서는 열이 나면 해열제, 기침은 기침가래약,
코가 막히거나 흐르면 콧물약 등 증상별로 여러 가지 약을 조합해
약을 처방해줍니다. 푹 쉬기만 해도 낫는 게 감기라지만,
바쁜 현대인들은 쉴 수 없기에
병원에 갈 시간이 안 되면 약국에서 일반의약품을 사게 됩니다.
약국 매출 순위 상위권을 차지하는 약 중
이러한 감기 증상을 완화하는 약들이 많습니다.
이번 장에서는 해열진통제, 종합감기약, 한방감기약, 기침시럽 등
다양한 약들과 그 성분을 알아보겠습니다.

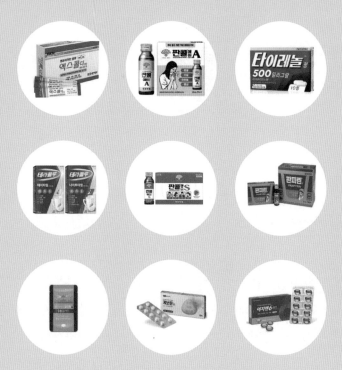

해열
진통제

+ 타이레놀
+ 게보린
+ 이지엔6
+ 탁센

감기에 걸렸을 때 대개의 시작은, 머리가 아프고, 열이 나거나, 몸이 으슬으슬 춥습니다. 열이 나거나 두통, 근육통 등의 증상을 완화하기 위해 많은 분들이 약국에서 "타이레놀 주세요" 또는 "이지엔 주세요" 하며 특정 제품을 지명구매하십니다. 일명 아세트아미노펜 성분 및 이부프로펜 성분을 포함한 약인데, 이제 의사, 약사뿐만 아니라 일반인들도 많이 들어보고 사용하는 용어가 되었습니다.

아세트아미노펜 성분을 함유한 「타이레놀」은 해열 · 진통 작용만 있는데 반해, 이부프로펜과 나프록센 성분은 해열 · 진통 작용과 더불어 염증 완화 작용도 있어 급성통풍 등에도 쓰

이 약 같이 먹어도 돼요?

입니다.(비스테로이드성 소염진통제(NSAIDs: NonSteroidal Anti-Inflammatory Drugs)로 알려져 있습니다)

이 세 가지 성분의 차이를 제품을 통해 비교해보기로 하겠습니다.

「**타이레놀정500밀리그람**」, 「**타이레놀8시간이알서방정**」 등은 아세트아미노펜 성분의 고유명사와 같은 약입니다. 「타이레놀」 말고 「타세놀」, 「세토펜」, 「써스펜」 등 이름이 달라도 아세트아미노펜 성분이 들어있는 약은, 열을 내리고 통증을 줄이는 해열제와 진통제 역할을 모두 합니다. 「타이레놀정500밀리그람」은 약효 지속시간이 4시간이지만, 「타이레놀8시간이알서방정」은 약물이 빠르게 방출되는 층과 나중에 방출되는 층으로 나뉘어 있기에 약효가 8시간 동안 유지됩니다.

두통, 치통, 근육통, 허리동통, 관절통에도 먹고, 생리통에도 먹고, 코로나 시기에 열을 내릴 때 사용되어 약국에서 사재기 열풍과 품절을 반복해서 겪었습니다. 너무 쉽게 접하다 보니 자칫 부작용을 대수롭지 않게 생각할 수 있는데, 급성 간독성으로 응급실로 오시는 환자분들이 꽤 됩니다. 아세트아미노펜 성분은 1일 4000mg을 초과할 때 간독성을 유발하는 물질이 생겨 심각한 간손상이 일어날 수 있습니다. 또한 알코올과 아세트아미노펜 모두 간에서 대사가 되기 때문에 숙취로 인한 두통을 잡기 위해「타이레놀」을 먹으면 간에서 독성물질이 더 많이 만들어집니다. 문제는 다른 일반의약품에도 아세트아미노펜 성분이 들어있는 경우가 많아 자기도 모르게 과량 복용을 하게 되는 위험이 있는 것이죠. 종합감기약인「판피린큐액」,「판콜에스내복액」은 아세트아미노펜이 300mg 들어,「타이레놀정500밀리그람」을 같이 복용하면 아세트아미노펜 합이 한 번 복용에 800mg이 되고, 정해진 용법을 지키지 않고 하루 다섯 번 복용한다면 순식간에 간손상 유발 용량에 도달합니다. 약으로 인한 간독성이 생기면 오심, 구토, 소화불량, 피로감, 발한 등이 나타나고, 복용 후 72시간이 지나면 급성 간부전, 혈액 응고장애, 신부전, 급성 췌장염 등이 발생하는 것으로 보고되었습니다.

  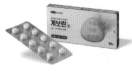

한편, 아세트아미노펜을 주성분으로 한 복합진통제도 많습니다. 대표적으로 **「게보린정」**은 '한국인의 두통약'이라는 광고로 유명합니다.「게보린정」에는 해열 · 진통 성분의 아세트아미노펜 300mg, 각성효과 및 뇌 속 혈관을 수축시켜 두통을 빠

이 약 같이 먹어도 돼요?

르게 해소하는 카페인무수물 50mg, 통증 억제 효과가 크지만 지속시간이 짧아 복합제에 사용되는 이소프로필안티피린 150mg 등 세 성분이 같이 들어있습니다. 카페인이 든 복합제는 위산 분비 촉진작용이 있어 위점막 손상이 악화될 수 있고 커피, 녹차 등 음식으로 섭취하는 카페인이 더해지면 자칫 카페인 과잉이 될 수 있다는 점도 생각해야 합니다. 특히나 만성 두통인 사람은 카페인 복합제보단 약 성분이 한 가지 정도만 든 제품이 낫습니다. 이소프로필안티피린 성분은 피린계 알레르기인 사람은 주의해야 하며, 「게보린정」은 만 15세 미만의 소아는 사용금지입니다.

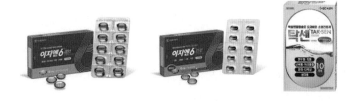

「이지엔6이브연질캡슐」은 NSAIDs라 불리는 비스테로이드성 소염진통제로 이부프로펜 성분 때문에 해열 · 진통과 더불어 소염 기능이 뛰어납니다. 이 이부프로펜 성분은 앞의 「타이레놀정500밀리그램」이 해열 · 진통 기능만 있는 것과 비교해, 염증에 특화되어 수술 후 통증이나 류마티스 관절염, 급성통풍 등에도 쓰입니다. 여기에 「이지엔6이브연질캡슐」에는 파마브

롬이라고 하는 이뇨제가 더 들어있어 생리 전후, 부종이나 하복부 팽만감을 줄여줍니다. 이 제품은 감기보다는 생리통에 주로 쓰입니다.

「이지엔6프로연질캡슐」은 이부프로펜과 화학 구조는 비슷하나 약효를 더 높인 S-거울상 이성질체인 덱시부프로펜이라는 성분이 들어있습니다. 이부프로펜 성분은 NSAIDs 계열이기 때문에 공통된 부작용이 있습니다. 가장 잘 알려진 부작용은 속쓰림, 위통 등 위장관계 부작용이고, 덜 알려진 부작용은 뇌졸중, 심근경색 등 심혈관계 부작용, 수분 배출은 억제하고 체액을 정체시켜 몸이 붓는 등 신장 부작용입니다. 이부프로펜을 먹고 갑자기 붓기가 생겼다면 약 복용 중단 시 붓기가 빠지니 너무 걱정할 필요가 없습니다. 단, 소변량이 줄고 옆구리 통증 등이 계속되면 신장 독성을 의심해야 합니다. 이부프로펜으로 일 최대 3200mg, 덱시부프로펜은 일 최대 1200mg 이상 복용 시 부작용 발생 빈도가 증가합니다.

「탁센연질캡슐」은 비스테로이드성 소염진통제로 나프록센 단일성분입니다. 이부프로펜처럼 해열 · 진통 · 소염 기능이 있으면서 이부프로펜보다 더 작용 시간이 길어, 하루 두 번만 복용합니다. 이러한 나프록센 성분이 든 제품은 급성 통증에 빠른 효과를 나타내며 이를 뽑은 후 통증이나 산부인과적 시술 등에 따른 통증에도 잘 듣습니다. 앞서 이부프로펜에 언급한

이 약 같이 먹어도 돼요?

NSAIDs의 부작용은 나프록센도 동일하나, 다른 NSAIDs보다 심혈관계 위험성이 낮아, 뇌졸중, 심근경색, 협심증 등 심혈관 질환이 있는 환자에게는 나프록센 성분을 더 추천합니다. 「이지엔6이브/프로연질캡슐」, 「탁센연질캡슐」 모두 혈소판 응집 억제 작용이 있어 출혈 위험이 있고, 수술 전에는 주치의 상담 후 약 복용을 중단합니다.

이 약 같이 먹어도 돼요?

✚ 아세트아미노펜, 이부프로펜, 덱시부프로펜, 나프록센 모두 항 혈전제 복용 환자의 치료지표인 INR 수치를 상승시킬 수 있습니다.(수치 상승 시 과다출혈 위험) 이 약들과 와파린 성분의 약(「쿠파린정」, 「제일와파린나트륨정」, 「대화와파린나트륨정」 등)을 같이 복용하면 와파린 용량 조절이 필요할 수도 있다는 뜻입니다.

✚ 「게보린정」 같은 카페인 성분 복합제는 다른 카페인 성분이 든 일반의약품(「박카스D」, 「판콜에스내복액」, 「판피린큐액」 등)을 함께 먹으면 카페인 과량 섭취가 일어날 수 있어 카페인에 민감한 사람은 주의합니다.

✚ 나이가 많거나 심혈관질환약, 고혈압약, 이뇨제, 당뇨약, 아스피린 및 기타 항응고제 등을 먹는 사람은 NSAIDs 성분인 이부프로펜, 덱시부프로펜, 나프록센 등의 상호작용으로 인해 위장관 궤양 및 출혈, 속쓰림 소화불량, 신장 독성 위험을 주의해야 합니다.

✦ NSAIDs 성분인 이부프로펜, 덱시부프로펜, 나프록센 등의 성분은 천식 환자에게 알레르기 유발 가능성이 있습니다.

✦ 고용량 메토트렉세이트(일주일에 15mg 이상) 투여 중이라면 NSAIDs 성분 병용투여로 신세뇨관에서 메토트렉세이트의 배설이 지연되어 독성 증가가 우려됩니다. 항암요법 동안은 NSAIDs 성분인 이부프로펜, 덱시부프로펜, 나프록센 등 진통제는 복용하지 않습니다.

이 식품이나 영양제 같이 먹어도 돼요?

✦ 매일 세 잔 이상의 술을 정기적으로 마시는 사람은 해열 · 진통제를 복용할 경우 의사, 약사와 상의합니다. 술을 마시고 생긴 숙취 후 두통 등에 아세트아미노펜 성분은 급성 간독성, NSAIDs 성분인 이부프로펜, 덱시부프로펜, 나프록센은 위장 장애 및 신장 독성의 위험이 있습니다.

✦ 성인의 하루 카페인 권장량은 400mg 이하입니다. 「게보린정」처럼 카페인 성분 복합제가 든 감기약을 복용할 때, 커피, 초콜릿, 녹차 등 카페인이 포함된 음식도 신경씁니다.

✦ 아세트아미노펜 성분인 「타이레놀정500밀리그람」, 「타이레놀8시간이알서방정」은 영양소 중 코엔자임큐텐과 글루타치온을 고갈시킵니다.

✦ 이부프로펜 성분과 나프록센 성분은 엽산(비타민B9)과 철분, 비타민C의 결핍을 초래할 수 있습니다. 장기간 소염제를 복용하고 있다면 엽산 혹은 엽산을 함유한 비타민B군 영양제, 철분과 비타민C 섭취가 필요합니다.

올바른 생활습관

✛ 두통이나 열이 시작되는 것 같은 느낌이 있다고 예방 차원에서 이 약을 미리 먹을 필요는 없습니다. 초기 감기는 잘 쉬고 잘 먹어야 빨리 낫습니다. 충분한 수면과 수분 섭취, 영양보충부터 신경 쓰세요.

✛ 해열진통소염제인 NSAIDs를 먹고 속쓰림이 심하다면 반드시 빈속이 아닌 식사 후 섭취를 권합니다.

✛ 약국 일반의약품을 복용해도 나아지지 않고 증상이 심해지면 병원을 방문합니다.

 ## 다시 한 번 정리해드릴게요^^

초기 감기 증상으로 몸살 기운이 살짝 있거나 두통이 있을 때, 소아와 고령자, 임산부 통증에 1차 선택약은 아세트아미노펜 단일성분인 「타이레놀정」입니다. 「이지엔6프로연질캡슐」, 「탁센연질캡슐」 등은 해열·진통 효과와 더불어 소염 기능까지 있기 때문에 치통, 관절통 등 근골격계 통증에 더 좋습니다. 보통의 진통제는 통증이 있을 때만 복용하므로 하루 최대 용량을 기억해두세요. 하루 기준, 아세트아미노펜 성분은 최대 4000mg, 이부프로펜 성분 최대 3200mg, 덱시부프로펜 최대 1200mg, 나프록센 성분 최대 1500mg 이상은 복용하지 않습니다.

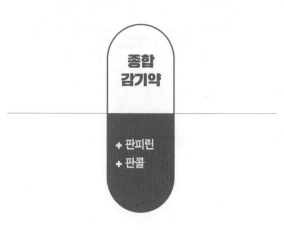

종합
감기약

+ 판피린
+ 판콜

　출시 후 60년간 경쟁하고 있는 제품이 있습니다. '감기' 하면 떠오르는 종합감기약의 대명사와 같은 두 제품으로, 1961년 출시된 「판피린」과 1968년 출시된 「판콜」입니다. 사실 약국 감기약 시장에서 최근까지 1위는 「판피린」이었으나, 「판콜」이 2023년 약 347억 원의 매출을 기록하여 처음으로 판매 1위에 올랐습니다. 이 수치는 약 1,420억 원 규모의 감기약 시장에서 24% 정도의 점유율에 달합니다.

　어떤 분들은 이 약을 피로회복제로 생각하고 드시기도 하는데요. 이 두 약 모두 해열진통 성분인 아세트아미노펜과 각성 및 중추신경 자극효과 성분인 카페인무수물이 들어있어 피로가 풀린다고 생각하는 분들이 있기 때문입니다. 실제로 〈세상에 이런 일이〉라는 프로그램에 나온 어르신은 「판콜에스내복액」을 20년 동안 매일 열 병씩 마셨다고 소개되었는데요. 이약 성분 중 카페인무수물에 중독되었을 가능성이 큽니다.

「판피린큐액」 또는 **「판콜에스내복액」**은 진통제와 해열제, 항히스타민제, 기침 가래약 등 말 그대로 다양한 성분들이 종합된 종합감기약입니다. 효능·효과는 감기의 제증상(콧물, 코막힘, 재채기, 인후통, 오한, 발열, 두통, 관절통, 근육통)의 완화로 두 약 모두 동일합니다. 또한 성인 1회 1병, 1일 3회 식후 30분에 드시는 복용법도 같습니다.

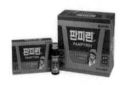
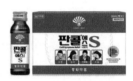

	판피린큐액	판콜에스내복액
주요성분 (1병 기준)	아세트아미노펜 300mg 카페인무수물 30mg DL-메틸에페드린염산염 20mg 구아이페네신 40mg 클로르페니라민말레산염 2.5mg 티페티딘시트르산염 5mg	아세트아미노펜 300mg 카페인무수물 30mg DL-메틸에페드린염산염 17.5mg 구아이페네신 83.3mg 클로르페니라민말레산염 2.5mg

두 약 모두에 들어있는 성분은 아세트아미노펜과 카페인무수물, DL-메틸에페드린염산염, 구아이페네신, 클로르페니라민말레산염입니다. 차이라면,「판피린큐액」에는 티페티딘시트르산염이 더 추가되어 있고 구아이페네신이란 성분은「판콜에스내복액」에 비해 적게 들어있습니다. 반대로「판콜에스내복액」에 구아이페네신 성분이 2배 이상 더 들어있습니다.

각 성분은 다음 작용을 합니다.

+ 아세트아미노펜은 앞 장에서 본 바와 같이 해열·진통 작용을 합니다.

+ 카페인무수물은 각성을 유도하고 졸음을 막는 역할을 합니다. 또한 카페인은 혈관 수축 작용을 해서 두통 개선에 도움이 될 수 있습니다. 이와 더불어 감기약의 효과를 높이기도 합니다. 카페인이 중추신경계를 자극하면 혈액순환이 활발해져 약물 성분이 몸속에 신속하게 전달되기 때문입니다.

+ DL-메틸에페드린염산염은 교감신경을 자극해 기관지를 확장, 기침을 완화시킵니다.

+ 구아이페네신은 기관지의 점액 분비를 증가시켜 가래의 점도를 낮춥니다. 이로 인해 가래 배출을 쉽게 해줍니다.

+ 클로르페니라민말레산염은 우리 몸속 알레르기 반응을 일으키는 히스타민의 반응을 억제하는 항히스타민제입니다.

콧물, 재채기 등 알레르기 증상을 완화해줍니다.

✚ 티페티딘시트르산염은 기침 중추에 작용해 기침을 억제하는 동시에 가래 제거제로도 쓰입니다.

이 약 같이 먹어도 돼요?

✚ 「판피린」과 「판콜」 두 약 모두 아세트아미노펜이 300mg 들어가 있어, 하루 4000mg까지 복용 시 간독성을 유발합니다. 시판하는 대부분의 감기약에 아세트아미노펜 성분이 들어있기 때문에 종합감기약보다는 기침, 가래, 콧물 등 특정 증상에 대한 약을 따로 먹는 것이 더 낫습니다.

✚ 둘 모두에 든 클로르페니라민 성분은 항히스타민제입니다. 항히스타민제는 콧물, 재채기 등을 완화하는 제품에 많이 들어있는데 입마름, 변비, 눈건조, 졸음, 두근거림, 안압상승 등 항콜린 작용으로 인한 불편함이 생길 수 있습니다.

항콜린제란 신경전달물질인 아세틸콜린이 아세틸콜린 수용체와 결합하는 것을 방해해서 부교감 신경의 작용을 억제하는 약입니다. 항히스타민제 외에도 수면유도제(디펜히드라민 성분의 「슬리펠」, 독시라민 성분의 「자미슬」 등), 일부 파킨슨병약(벤즈트로핀 성분의 「벤즈트로핀정」, 트리헥시페니딜 성분의 「트리헥신정」 등), 삼환계 항우울제(노르트립틸린 성분의 「센시발」, 아미트립틸린 성분의 「애나폰」), 일부 천식치료제 등에도 항콜린 작용 성분이 있어 똑같이 눈, 코, 입 등의 체액이 마르고 건조한 증상이 나타날 수 있습니다. 이런 약을 「판피린큐액」, 「판콜에스내복액」과 같이 복용 시 메마름증은 더욱 심해집니다. 여러 약을 동시에 복용하면서 건조감이 나타난다면 약사님과 상담해 중복되는 약을 빼야 합니다. 특히 전립선비대증, 녹내장, 중증 근무력증 환자는 항콜린제 사용으로 증상이 악화될 수 있어 항콜린제를 복용하면 안 됩니다.

✚ 「판피린큐액」은 감미제로 사카린나트륨 수화물 성분이 들어있습니다. 당뇨 환자가 장기 복용시 주의가 필요합니다. 또 카라멜 색소를 함유하고 있어 성분에 알레르기가 있거나 민감한 사람도 주의해야 합니다.

✚ 운동선수라면 경기 기간 중에는 두 약 모두 복용을 삼가합니다. DL-메틸에페드린염산염은 금지목록 국제표준 분류상 '흥분제'로 도핑 금지 성분이기 때문입니다. 소변시료에서 10마이크로그램/ml보다 높은 농도로 검출될 경우 금지됨을 유의합니다.

이 식품이나 영양제 같이 먹어도 돼요?

✚ 약을 먹을 때 술은 어떤 경우든 주의가 필요합니다. 아세트아미노펜 성분의 간독성에 주의하세요.

✚ 카페인 성분이 든 종합감기약과 다른 카페인 음료 및 식품은 불면증 및 심장 두근거림을 유발할 수 있습니다.

이 약 같이 먹어도 돼요?

올바른 생활습관

✚ 코, 목 등 호흡기가 불편하다면 점막 건조를 막기 위해 충분한 물을 섭취합니다.

✚ 가습기를 이용해 습도를 적절히 유지합니다.

✚ 호흡기의 습도 조절을 위해 마스크를 착용하는 것도 도움이 됩니다.

다시 한 번 정리해드릴게요^^

💊💊 「판피린큐액」, 「판콜에스내복액」 두 약 모두 작은 약병 하나에 해열진통제, 각성제, 기침약, 가래약, 항히스타민제 등이 모두 든 종합감기약입니다. 「판피린큐액」은 기침 완화 성분이 조금 더 들어있고, 「판콜에스내복액」에는 가래 배출이 성분이 조금 더 들어있으나 개인에게 더 잘 맞는 것으로 고르시면 됩니다. 단, 둘 모두 카페인이 든 만큼 카페인에 민감한 분은 주의가 필요합니다. 또한, 항히스타민제인 클로르페니라민말레산염 성분 때문에 입마름, 변비, 눈건조, 졸음 등 항콜린성 부작용이 나타날 수도 있습니다.

**종합
감기약**

+ 모드콜S
+ 테라플루

　사람들은 속도를 좋아합니다. 일반 정제보다는 액상 연질캡슐, 액상 연질캡슐보다는 아예 액상 형태의 약을 선호합니다. 이런 흐름에 맞춰 종합감기약도 연질캡슐 종류와 차처럼 마시는 형태로도 나오며 판매량도 나쁘지 않습니다. 여기 소개하는 종합감기약은 모두 카페인 성분이 들어가 있지 않은 제품들로, 카페인에 민감해서 시중 판매 제품을 먹으면 오히려 잠을 못잔다는 분들도 불편없이 복용 가능합니다.

　「모드콜S연질캡슐」은 앞의 「판피린큐액」, 「판콜에스내복액」처럼 아세트아미노펜을 기본으로 유사한 성분(DL-메틸에페드린염산염, 구아이페네신, 클로르페니라민말레산염)이 든 종

이 약 같이 먹어도 돼요?

합감기약이지만 액상 연질캡슐 형태입니다. 판피린, 판콜과 달리 추가로 덱스트로메토르판 성분과 슈도에페드린 성분이 더 들고, 카페인 성분은 빠졌습니다. 감기의 제증상(콧물, 코막힘, 재채기, 인후통, 오한, 발열, 두통, 관절통, 근육통, 기침, 가래, 오한)의 완화에 쓰입니다.

덱스트로메토르판 성분은 뇌 연수의 기침 중추에 작용해 기침 반사를 억제하는 진해제입니다. 이 성분은 단일성분으로 약이 따로 나오지 않고 여러 감기약에 복합제로 들어가 광범위하게 쓰입니다. 마른기침에 효과가 좋지만 졸음, 두통, 오심, 구토, 변비, 입마름, 배뇨장애 등이 생길 수 있습니다. 가래가 있거나 기침이 더 심하면 기침이나 가래를 감소시키는 성분이 더 많이 든 기침 가래약을 복용하는 게 낫습니다.

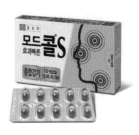

한편, 슈도에페드린 성분은 코 점막의 혈관을 수축시키고 혈류를 감소시켜 코막힘을 개선해 코감기나 알레르기 비염에 쓰이며, 기관지 이완 작용도 나타내는 성분입니다. 마찬가지로

코감기가 심하다면 코감기약 성분이 더 들어있는 코감기약을 복용하는 것이 낫습니다. 「모드콜S연질캡슐」은 종합감기약을 먹고 싶은데 카페인에 민감하신 분들께는 좋은 선택이 될 수 있습니다.

「테라플루나이트타임」은 테라플루 감기약 시리즈 중 하나입니다. 「테라플루나이트타임」, 「테라플루데이타임」, 「테라플루콜드앤코프나이트타임」, 「테라플루콜드앤코프데이타임」 등 네 종류가 나옵니다. 따뜻한 액상으로 복용해 흡수가 빠르고 차처럼 마셔 수분 보충에도 효과가 있을 뿐 아니라, 알약을 삼키기 어려운 사람들도 간단하게 복용 가능해 많은 호응을 얻었습니다. 하지만 이 약은 절대 마시는 차(tea)가 아닙니다. 만 12세 미만은 복용하지 않아야 하며, 만 12세 이상도 하루 최대 4포 이상을 초과하지 말아야 합니다.

성분을 보면 「테라플루」 시리즈 모두 1포에 아세트아미노펜 650mg과 페닐레프린염산염 10mg은 공통으로 들어있습니다. 여기 들어있는 아세트아미노펜의 양은 「타이레놀8시간이알서방정」 1알과 같은 양입니다. 일일 최대 용량 4000mg을 초과하면 과다복용으로 간 기능이 손상되는 것도 동일합니다. 또한 공통적으로 들어있는 페닐레프린염산염 성분은 코점막 혈관을 수축시켜 혈류 감소, 코막힘을 개선하는 성분입니다. 여기에 「테라플루나이트타임」에만 들어있는 성분인 페니라민말레산염은 우리 몸에서 알레르기 반응을 일으키는 히스타민의 반응을 억제하는 항히스타민제라 콧물, 재채기 등 알레르기 증상을 완화해 주지만, 졸음을 유발할 수 있기에 밤 제품에 들어있는 것입니다.

	주요성분 (1포기준)	
테라플루 데이타임	아세트아미노펜 650mg 페닐레프린염산염 10mg	
테라플루 나이트타임	아세트아미노펜 650mg 페닐레프린염산염 10mg 페니라민말레산염 20mg	
테라플루 콜드앤코프 데이타임	아세트아미노펜 650mg 페닐레프린염산염 10mg 덱스트로메토르판 브롬화수소산염수화물 20mg	
테라플루 콜드앤코프 나이트타임	아세트아미노펜 650mg 페닐레프린염산염 10mg 디펜히드라민염산염 25mg	

「**테라플루콜드앤코프**」에는 뇌 연수 기침 중추에서 기침 반사를 억제하는 덱스트로메토르판 성분은 낮용에, 뒤로 넘어가는 후비루를 감소시켜 기침을 줄이는 디펜히드라민 성분은 밤용에 들어있는 것이 차이입니다.

✦「모드콜S연질캡슐」,「테라플루」시리즈 모두 MAO억제제(항우울제, 항정신병제, 감정조절제, 항파킨스제) 등을 복용하고 있거나 MAO억제제 투여 중지 후 2주 이내인 사람 및 천식 환자는 복용 금기입니다.

✦「모드콜S연질캡슐」에 들어있는 슈도에페드린 성분은 혈관 수축작용이 있어 고혈압, 당뇨, 녹내장 환자는 복용을 피하는 것이 좋습니다. 또 이 성분이 교감신경흥분제로 작용하여 불면증에 시달리거나, 소변이 안 나오고 변비가 발생하기도 합니다.

✦「모드콜S연질캡슐」은 운동 선수의 경기 기간 중 복용 금지입니다. DL-메틸에페드린염산염, 슈도에페드린 둘 모두, 금지목록 국제표준 분류상 '흥분제'로 도핑 금지 성분입니다. DL-메틸에페드린염산염은 소변시료에서 10마이크로그램/ml보다 높은 농도로 검출될 경우, 슈도에페드린은 소변시료에서 150mcg/ml 보다 높은 농도로 검출될 경우에만 금지됩니다.

✦「테라플루」는 모두 백당(sucrose)을 함유하고 있어 당뇨 환자는 주의해야 합니다. 또 과당(fructose) 불내성, 포도당-갈락토즈(glucose-galactose) 흡수장애, 백당분해효소(sucrose-isomaltase) 결핍증 등 유전질환자는 복용하지 않습니다.

✦「테라플루」는 모두 페닐레프린염산염 성분 때문에 다른 교감신경약물 혹은 삼환계 항우울제, 혈관 확장제, 베타차단제, 항고혈압제 등과 복용시 심혈관계 이상 반응이 나타날 수 있습니다.

✦「테라플루나이트타임」속 페니라민 성분으로 인해 입마름, 변

비, 눈건조, 졸음 등 항콜린 작용이 나타날 수 있습니다. 녹내장 환자, 배뇨장애 시 주의합니다.

이 식품이나 영양제 같이 먹어도 돼요?

✚ 감기약을 드시는 동안은 금주가 좋습니다. (간독성 위험)
✚ 두 약에 든 아세트아미노펜 성분은 코엔자임큐텐과 글루타치온을 고갈시킵니다.
✚「테라플루나이트타임」의 페니라민과 같은 항히스타민제 성분은 수면을 위해 먹는 미강주정추출물 영양제와 동시 복용 시 과도한 정신안정 가능성이 있습니다.

올바른 생활습관

✚ 차처럼 마신다는 감기약도 결국은 감기약입니다. 차처럼 마시면 큰일 납니다. 정해진 용법대로 복용하시고 액상 감기약을 먹을 때도 수분 섭취는 충분히 하세요.

 ## 다시 한 번 정리해드릴게요^^

🔵🔵 「모드콜S연질캡슐」, 「테라플루나이트타임」은 아세트아미노펜을 기본으로 한 감기약이며 카페인이 없는 종합감기약입니다. 모두 고혈압이나 심장 질환이 있다면 혈압 상승이 우려되는 바 복용에 주의합니다.

한방
감기약

+ 갈근탕
+ 쌍화탕
+ 광동원탕

　양약은 대부분 증상만을 완화해 주기 때문에 콧물, 기침 등 증상별로 약을 복용하다 보면 먹는 약의 개수가 많아지게 됩니다. 또 비슷한 성분의 감기약끼리 겹치면 부작용이 증가할 수도 있어 조심스럽습니다. 한방 성분의 감기약을 추가하면 부작용은 줄이고 증상 개선에 도움이 될 수 있습니다.

　「갈근탕」은 갈근, 계지, 마황, 작약, 건강, 대추, 감초 등이 든 한방감기약으로 초기 감기에 쓰는 한방제제입니다. 주로 따뜻하고 열을 내는 약재들이 들어있어 땀이 나게 하고, 근육이 뭉치고 육체적 정신적 피로에 도움이 됩니다. 갈근은 땀이 나게 하며 열을 내리는 효과와 근육 긴장을 푸는 역할, 계지는 혈관

이 약 같이 먹어도 돼요?

을 확장해 혈액 순환을 돕습니다. 마황은 해열진통, 각성 작용이 있고, 작약은 진통 진경 작용을 가져 근육의 긴장도를 완화합니다. 건강은 위장을 따뜻하게 해서 소화기능의 상승 작용, 대추는 비위를 편안하게 하고 안정시킵니다. 감초는 다양한 한약방제에 들어가며 항염작용 및 위 보호작용이 있습니다.

  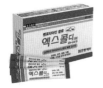

「갈근탕」은 복용 후 땀이 나야 효과가 있어, 약을 먹고 이불을 덮고 휴식을 취하거나 옷을 껴입어 몸을 따뜻하게 해야 더 효과가 좋습니다. 땀이 많은 사람이나 고혈압, 심장질환자, 신장애, 당뇨환자는 사용에 주의합니다. 갈근탕 속 마황에는 에페드린이라는 성분이 있어 이 성분에 예민할 경우 두근거림, 불안, 불면증 등이 생길 수 있기 때문입니다. 「갈근탕」은 여러 회사에서 탕제(액체형), 산제(가루형), 환제(알약형) 등 다른 제형으로 나오지만 구성 성분이나 배합은 동일합니다. 「엑스콜디과립」처럼 「갈근탕」 성분에 아세트아미노펜이 든 제품도 나오니, 아세트아미노펜 성분 중복 복용으로 하루 4000mg이 넘지 않도록 주의합니다.

「쌍화탕」은 동의보감에도 소개된, 기혈을 보충해서 음양의 조화를 이루는 처방입니다. 긴장하고 수축된 근육을 풀어주고, 혈이 잘 공급되도록 돕는 사물탕(작약, 숙지황, 당귀, 천궁)에 황기, 육계, 생강, 대추, 감초가 더 들어가 있습니다. 작약은 진통 진경 작용을 가져 근육의 긴장도를 완화하고, 황기는 면역력을 올리고 영양불량에 에너지를 올리며, 육계는 혈관을 확장해 혈액 순환을 돕습니다. 생강은 위장을 따뜻하게 해서 소화기능의 상승 작용, 대추는 비위를 편안하게 하고 안정시킵니다. 감초는 다양한 한약방제에 들어가며 항염작용 및 위 보호 작용이 있습니다.

약국에서 감기약 사면서 「쌍화탕」을 같이 찾는 경우가 많습니다. 쌍화탕은 감기 증상을 완화해주는 약이라기보다는 힘든 일이나 병을 앓고 난 후 허할 때, 피로감이 심할 때, 식은땀이 나며 허약한 사람에게 쓰는 한방 피로회복제입니다. 「쌍화탕」외에 「생강쌍화」, 「진쌍화」 등 제품명에 '탕'이 붙어 있지 않은 제품은 일반식품류이며 혼합 음료, 액상차로 보면 되고, 편의점이나 마트에서도 쉽게 살 수 있습니다. 약국에서 파는 제품은 성분 함량이 더 높고 일반의약품인 만큼 엄격하게 생산관리와 품질검증이 된다는 것만 참고하세요. 「쌍화탕」은 당귀, 천궁, 작약 등이 있어 임산부에게 주의가 필요하고, 숙지황 성분 때문에 평소 묽은 변을 보거나 위장이 약한 사람은 맞지 않습니다.

「광동원탕」은 쌍화탕 성분에 통증에 좋은 성 분(길경, 박하, 갈근, 백지, 현삼)을 포함한 한 방감기약입니다. 동의보감 처방에 나와 있는 기존 처방은 아니고 제약회사에서 자체로 개발한 처방입니다. 체력 저하로 인한 인후통을 수 반하는 감기, 몸살, 발열, 두통에 쓰입니다.

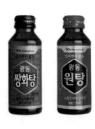

길경은 기침, 가래, 기관지염 등에 효과가 있고 박하는 진통 효과, 현삼은 해열, 백지는 감기로 인한 두통, 콧물, 갈근은 해열, 진경, 근육통 등에 쓰입니다. 즉 「광동원탕」은 감기로 인한 몸살에 효과가 있고 인후통이 같이 있을 때도 효과가 좋습니다. 또한 「쌍화탕」과 동일한 성분이 일부 들어있기 때문에 마찬가지로 임산부에게 주의가 필요하고 위장기능이 떨어진 분들은 위장장애를 유발할 수 있습니다.

이 약 같이 먹어도 돼요?

✚「갈근탕」에 든 마황 성분은 심장박동을 빠르게 만듭니다. 고혈압이나 심장질환이 있을 때 갈근탕과 다른 소염진통제를 같이 먹으면 혈압 상승과 심장박동 증가 등의 부작용이 생길 수 있습니다. 녹내장, 전립샘비대증, 소변장애, 갑상샘질환, 당뇨병일 때에도 복용에 주의하고 약사님과 상담하세요.

올바른 생활습관

✚ 「갈근탕」은 땀을 내야 효과적이므로 복용 후 몸을 따뜻하게 하고 휴식을 취하는 것이 좋습니다.

✚ 「갈근탕」은 초기 감기에 효과적이기 때문에 이미 증상이 진행된 감기에는 효과가 적습니다. 또한 장기간 복용하는 약이 아니기 때문에 필요할 때 단기간만 복용합니다. 환자분이 가진 기저질환이 있다면 약사님과 상담 후 복용하세요.

✚ 이 약을 포함해 생약 성분 및 생약 성분을 원료로 한 제품들은 모두 운동선수 도핑 금지 약물 검색 서비스 자체가 안 됩니다. 생약 제품이 도핑 금지 약물 목록에 없다고 무조건 안전한 것은 아니라는 뜻입니다. 마찬가지로 어린이에 대한 용법, 용량이 써 있지 않은 의약품도 어린이에 대한 안전성이 확립되지 않은 경우라서(사용경험이 적음) 임의로 판단해 어린이에게 먹이지 마세요. 갈근탕, 쌍화탕, 원탕 등은 어린이 복용에 대한 안전성이 확립되지 않았습니다.

 ### 다시 한 번 정리해드릴게요^^

🩺 「갈근탕」과 「광동원탕」은 분류가 해열진통소염제로 들어가는 감기약입니다. 땀이 안 나며 근육이 뭉치는 초기 감기에는 「갈근탕」, 목이 아프거나 몸살 기운이 있는 감기에는 「광동원탕」이 좋은 효과를 나타냅니다. 한편 「쌍화탕」은 감기로 몸이 힘들 때, 식은땀 날 때, 감기약이 아니라 한방 피로회복제 개념으로 드세요.

이 약 같이 먹어도 돼요?

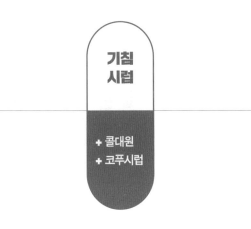

기침
시럽

+ 콜대원
+ 코푸시럽

종합감기약은 콧물, 기침, 인후통 등 다양한 증상에 쓰일 수 있지만 정작 기침이나 콧물이 심할 때는, 기침약 또는 콧물약처럼 그 증상에 맞는 약을 따로 쓰는 것이 더 효과가 큽니다. 특히 짜 먹는 시럽 형태로 나온 약들은, 알약 삼키기가 어렵던 분들이나 빠른 효과를 원하는 분들께 큰 호응을 얻었습니다.

「콜대원코프큐시럽」은 콜대원 감기약 시리즈 중 하나입니다. 이름에 '코프'가 들어있는 것은 기침감기약, '콜드'가 들어있는 것은 종합감기약, '노즈'가 들어있는 것은 코감기약으로 생각하면 됩니다.

	콜대원코프큐	콜대원콜드큐	콜대원노즈큐에스
주요성분 (1포 기준)	아세트아미노펜 325mg 카페인 25mg 덱스트로메토르판 16mg DL-메틸에페드린 염산염 21mg 구아이페네신 83mg	아세트아미노펜 325mg 카페인 25mg 덱스트로메토르판 16mg DL-메틸에페드린 염산염 21mg 구아이페네신 83mg 클로르페니라민 2.5mg	아세트아미노펜 325mg 카페인 25mg 슈도에페드린염산염 30mg 구아이페네신 42mg 클로르페니라민 2.5mg

「콜대원코프큐시럽」, 「콜대원콜드큐시럽」, 「콜대원노즈큐에스시럽」 모두 해열진통효과를 나타내는 아세트아미노펜 성분이 325mg씩 들어있고 각성 및 혈관 수축 효과가 있는 카페인무수물이 25mg씩 들어있습니다. 이중 「콜대원코프큐시럽」에는 기침 증상 완화 성분이 들어 있습니다. 덱스트로메토르판 성분은 기침을 억제하는 진해제입니다. DL-메틸에페드린염산염 성분은 교감신경을 자극해 기관지를 확장, 기침을 완화시킵니다. 구아이페네신 성분은 기관지의 점액 분비를 증가시켜 가

44

래의 점도를 낮춰 가래 배출이 쉽게 되도록 합니다. 이 약은 한 마디로 해열진통제가 들어간 기침약이라고 보면 됩니다. 그런데「콜대원콜드큐시럽」은「콜대원코프큐시럽」과 성분과 함량이 똑같고 클로르페니라민만 2.5mg 더 들어있습니다. 클로르페니라민은 우리 몸에서 알레르기 반응을 일으키는 히스타민의 반응을 억제하는 항히스타민제라 콧물, 재채기 등 알레르기 증상을 완화해 줍니다. 그러니 기침이 재채기처럼 나온다면「콜대원코프큐시럽」이 아닌「콜대원콜드큐시럽」도 괜찮습니다.

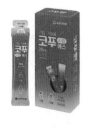
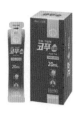

「**코푸시럽에스**」는 처방전 없이 사는 약국용 기침 가래약입니다. 병원에서 처방전을 받아서 약국에서 사면, 이름이 비슷한 분홍색「**코푸시럽**」을 받습니다. 「**코푸시럽에스**」와「**코푸시럽**」은 모두 염화암모늄, 클로르페니라민말레산염, DL-메틸에페드린염산염 성분이 공통적으로 들어있습니다.

염화암모늄 성분은 기관지에서 섬모 운동을 증가시키고, 기관지 점막을 자극해 거담 작용을 나타냅니다. 클로르페니라민 성분은 1세대 항히스타민제, 메틸에페드린염산염은 말초성 진해제로 작용해 감기의 대증요법에 주로 쓰입니다.

두 시럽의 차이점은 「코푸시럽에스」는 주성분이 덱스트로메토르판브롬화수소산염수화물이라는 점입니다. 뇌 연수 기침 중추에서 기침 반사를 억제합니다. 졸음, 두통, 구역질, 입마름, 변비, 배뇨장애가 나타날 수 있으나 마른기침에 효과적입니다. 한편, 병원 처방으로만 살 수 있는 「코푸시럽」은 디히드로코데인타르타르산염이라는 성분이 주요 물질입니다. 디히드로코데인타르타르산염 성분은 한외 마약이라고 해서, 마약으로 분류는 되지만 신체적 정신적 의존성을 일으키지 않고 다른 약물이나 물질과 혼합해 새로운 마약으로 제조할 수 없는 마약을 말합니다. 즉 안전하게 사용가능하도록 합법적으로 허가받은 마약이며 자주 먹는다고 해도 용법과 용량을 지킨다면 의존성이 생길 우려가 적습니다. 디히드로코데인 성분은 대뇌 연수의 기침 중추를 직접 억제해 강력한 진해작용을 나타내지만, 장 운동도 감소시켜 변비를 일으키기도 합니다.

이 약 같이 먹어도 돼요?

✚ 「콜대원코프큐/콜드큐/노즈큐에스시럽」 모두 아세트아미노펜 성분이 325mg 들어가 있어, 하루 4000mg까지 복용시 간독

이 약 같이 먹어도 돼요?

성을 유발합니다.

✚「코푸시럽/코푸시럽에스」둘 다 클로르페니라민 성분으로 인해 입마름, 변비, 눈건조, 졸음 등 항콜린 작용이 나타날 수 있습니다. 녹내장 환자, 배뇨장애 시 주의합니다.

✚「콜대원코프큐/콜드큐시럽」,「코프시럽에스」에 들어있는 덱스트로메토르판 성분 때문에 MAO억제제(항우울제, 항정신병제, 감정조절제, 항파킨스제) 등을 복용하고 있거나 MAO억제제 투여 중지 후 2주 이내인 사람 및 천식 환자는 복용 금기입니다.

✚ 본문에 소개된 감기약을 복용하는 동안은 다른 진해거담제나 감기약, 항히스타민제, 진정제, 술 등을 복용하지 않습니다.(중복 성분에 의한 부작용을 우려한 것이니 감기 증상별로 여러 제품을 산다면 꼭 약사님과 의논하세요)

✚ 본문에 소개된 기침시럽 모두 운동 선수는 경기 기간 중 복용을 삼갑니다.「콜대원코프큐/콜드큐시럽」,「코푸/코푸시럽에스」는 DL-메틸에페드린염산염 성분이 도핑 금지 목록에 올라있습니다. DL-메틸에페드린염산염은 소변시료에서 10마이크로그램/ml보다 높은 농도로 검출될 경우 금지인 점 참고하세요. 한편,「콜대원노즈큐에스」는 슈도에페드린 성분이 소변시료에서 150mcg/ml보다 높은 농도로 검출될 경우에 금지입니다.

이 식품이나 영양제 같이 먹어도 돼요?

✚「콜대원코프큐시럽」처럼 카페인 성분이 든 약은, 다른 약이나 식품을 통해 과량의 카페인 섭취 가능성이 있습니다.

✦「콜대원콜드큐」, 「코푸시럽」 등에 든 페니라민과 같은 항히스타민제 성분은 수면을 위해 먹는 미강주정추출물 영양제와 동시 복용시 과도한 정신 안정 작용을 일으킬 수 있습니다.

올바른 생활습관

✦ 감기약을 먹는 동안은 금주가 권장됩니다.
✦ 비타민C를 충분히 복용하는 것이 좋습니다.
✦ 실내는 건조하지 않게 하고 충분한 수분을 섭취해야 가래 배출이 쉽습니다.
✦ 열이 난다면 체내 에너지 소비가 많아져 소화 장애가 일어날 수 있습니다. 소화 및 흡수가 쉬운 따뜻한 음식, 에너지 보충을 위한 고단백 음식을 섭취합니다.
✦ 마른기침 때문에 수면이 힘들면 머리 부분을 조금 높여 자는 것이 도움이 됩니다.

다시 한 번 정리해드릴게요^^

시럽처럼 나온 모양은 비슷하나 엄밀히 말해, 「콜대원코프큐시럽」은 약효 분류가 해열진통제이고 「코푸시럽에스」는 약효가 진해거담제라 기침이 심하다면 진해거담제로 나온 「코푸시럽에스」가 더 낫습니다. 이름이 비슷한 「코푸시럽」은 병원 진료 후 처방전으로만 살 수 있고, 한외 마약 성분이 들어있어 변비가 유발될 수 있는 점도 참고하세요.

이 약 같이 먹어도 돼요?

〈이건 뭐약〉

편의점 상비약과 약국 약, 차이가 있나요?

네! 차이가 있는 것도 있고 없는 것도 있습니다.

안전상비약이란 의사의 처방전 없이 구입할 수 있는 일반의약품 중 가벼운 증상에 시급하게 사용하기 위해 환자 스스로 판단해 사용할 수 있는 의약품을 뜻합니다. 현재 약사법 제44조 2항에 따라 해열진통제 5종, 감기약 2종, 소화제 4종, 파스 2종으로 총 13개의 의약품이 허가되었으나 실제는 11종이 판매되고 있습니다. (어린이용 타이레놀 80mg과 타이레놀 160mg은 제조사 사정으로 허가 취하되어 판매가 안 됩니다)

편의점 상비약은 약국 제품과 성분이 같은 것도 있고 차이 있는 것도 있지만, 기본적으로는 누구든 원하는 약을 쉽게 구입할 수 있어 용량, 용법, 부작용을 파악하지 못하면 건강에 문제가 될 수 있습니다. 안전한 약 사용을 위해서 평소에는 약국에서 약을 구입하고 꼭 필요한 긴급한 상황에만 편의점에서 상비약을 구입합니다.

〈편의점 안전상비약〉

✚ **해열진통제 :**「타이레놀정500밀리그람」,「어린이타이레놀현탁액」,「어린이부루펜시럽」
✚ **감기약 :**「판피린티정」,「판콜에이내복액」
✚ **소화제 :**「베아제정」,「닥터베아제정」,「훼스탈골드정」,「훼스탈플러스정」
✚ **소염진통제 :**「신신파스 아렉스」,「제일쿨파프」

49

편의점용 **해열진통제**는 약국용 타이레놀, 부루펜 제품과 성분은 같습니다. 「타이레놀정500밀리그람」(아세트아미노펜)의 경우 편의점용은 8개, 약국용은 10개들이 제품을 팝니다. 앞서 여러 번 설명한 바와 같이 숙취로 인한 두통에 「타이레놀정500밀리그람」 복용시 간 손상을 주의해야 합니다. 소아나 청소년의 경우 몸무게에 따라 용량을 계산합니다. 「어린이타이레놀현탁액」은 몸무게 1kg당 10~15mg 계산, 4~6시간마다 복용합니다. 가능한 짧게 최소 유효 용량으로 복용하며, 1일 5회(75mg/kg)를 초과하여 복용하지 않습니다. 지속적으로 열이 난다면 병원 진료를 보러 가야 합니다.

「어린이부루펜시럽」(이부프로펜)도 몸무게 1kg당 5~10mg을 계산해 6~8시간마다 4회를 넘지 않게 복용해야 합니다. 체중이 30kg 미만인 어린이는 하루 복용량이 500mg(25ml: 1ml당 20mg의 이부프로펜 함유)을 초과해서는 안 됩니다. 「어린이부루펜시럽」은 '어린이'라는 명칭이 앞에 붙었지만, 성인도 복용 가능하며, 성인은 한 번에 10~20ml의 양을 하루에 3~4번에 나누어 먹으면 생리통, 두통, 근육통 등을 완화할 수 있습니다.

혹시 아이의 열이 떨어지지 않는다고 「어린이타이레놀현탁액」과 「어린이부루펜시럽」을 모두 먹여보신 적 있나요? 이렇게 성분 계열이 다른 해열제를 교차로 먹이는 것을 '해열제 교차복용'이라고 하며, 온라인 정보만 보고 임의로 교차복용을 하면 안 됩니다. 해열제 복용시 1000명 중 3명이 저체온증에 빠지기도 하는데, 이들은 대부분 해열제 교차복용을 한 경우가 많았습니다. 원칙은 한 가지 해열제로 열이 떨어지면 그 해열제를 먹이면서 아이의 컨디션을 지켜보고, 그럼에도 열이 떨어지지 않으면 2~3시간 간격으로 아세트아미노펜 성분 약과 이부프로펜 조합 혹은 아세트아미노펜 성분과 덱시부프로펜 성분의 약을 교차복용하는 것입니다.(이부프로펜과 덱시부프

로펜 성분끼리는 동일 계열이라 교차복용하지 않습니다)

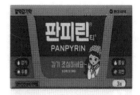

편의점용 **감기약 2종**은 약국 제품과 성분이 다릅니다. 「판피린티
정」은 아세트아미노펜 300mg, 카페인무수물 30mg, 클로르페니라
민말레산염 2mg이 들어있습니다. 재채기와 콧물이 날 경우 항히스
타민제인 클로르페니라민말레산염이 도움이 됩니다. 약국용 「판피
린큐액」에 비해 기침, 가래 관련 성분이 없고 액체가 아닌 정제로 나
온다는 것이 차이점입니다.

편의점에서 파는 「판콜에이내복액」은 아세트아미노펜 300mg 카
페인무수물 30mg 클로르페니라민말레산염 2.5mg 구아이아페네신
80mg 페닐레프린염산염 10mg 펜톡시베린시트르산염 15mg 등이
들어있습니다. 반면, 약국용 제품인 「판콜에스」는 DL-메틸에페드린
염산염이 있어 기관지 확장, 비충혈제거, 진해작용을 기대할 수 있습
니다. 약국용에 든 DL-메틸에페드린염산염은 약리 작용이 강하며
마약류 합성에 이용 가능한 성분이라 오남용 방지를 위해 편의점용
에는 빠져 있습니다. 감기 증상 중 기침과 가래, 코막힘이 심하다면
「판피린티정」보다는 「판콜에이내복액」을 복용합니다.

편의점 감기약 모두 아세트아미노펜이 들어있으니 다른 해열제
등과 병용을 피해야 하며, 「판피린티정」, 「판콜에이내복액」 모두 졸

51

음을 유발할 수 있어 운전시 주의해야 합니다.

편의점에서 파는 **소화제** 중「베아제정」과「닥터베아제정」은 약국용과 성분 차이가 없고 개당 가격이 더 비쌉니다.(편의점은 3알, 약국은 10알짜리) 둘 모두 유당을 함유하고 있어 유당 분해효소 결핍증, 7세 미만은 복용하지 않습니다.「닥터베아제정」은「베아제정」에 비해 리파아제나 시메티콘이란 성분이 더 들어가 있어, 기름진 음식으로 인한 더부룩함, 소화불량에 더 효과가 좋습니다.

「훼스탈골드정」와「훼스탈플러스」는 하루 3번 복용 가능하며 7세 미만은 복용하지 않습니다.「훼스탈골드정」은 편의점 전용제품으로, 6정 포장되어 있으며 가스 제거 기능을 강화했습니다.「훼스탈플러스」는 약국과 편의점 모두에서 판매되고, 약국용은 10정, 편의점용은 6정으로 포장 단위만 차이가 있을 뿐 약효는 동일합니다. 소화에 직접 작용하는 판크레아틴 315mg이 들어가 탄수화물 위주의 식사와 육류식사로 인한 소화불량에 좋습니다.

안전상비의약품으로 나온 소화제는 갈아 먹거나 잘라 먹으면 안 됩니다. 모두 소화효소를 성분으로 하고 있는데 약에 코팅을 해 위산으로부터 보호하기 때문에 함부로 갈아먹거나 잘라먹으면 소화제의 효능이 없어질 수 있습니다.

* 소화제에 대한 더 자세한 내용은 PART 03의〈소화효소제〉편을 참고하세요.

편의점 판매용 **파스 2종**은 약국용 아렉스, 제일파프와 성분은 같고 매수가 다릅니다. 다음 페이지의「신신파스 아렉스」와「제일쿨파프」사진은 모두 약국용이며, 편의점용 안전상비약은 4매씩 들어있습니다.「신신파스 아렉스」는 살리실산메틸, L-멘톨, DL-캄파, 박하유, 니코틴산벤질, 노닐산바닐릴아미드, 산화아연 등이 들어있고,

이 약 같이 먹어도 돼요?

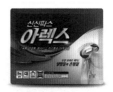 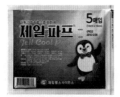

「제일쿨파프」는 살리실산메틸을 주성분으로 L-멘톨, DL-캄파, 박하유, 티몰 등이 들었습니다. 살리실산메틸은 피부에 흡수되어 항염효과와 피부자극 효과를 나타냅니다. 산화아연은 피부 자극을 줄여줍니다. 적용 부위에 열감을 주는 성분인 노닐산바닐릴아미드, 냉감을 주는 멘톨, 캄파는 '반대자극제'라고 불리는데, 약한 통증을 유발하여 더 심한 통증을 억제하는 것을 말합니다.

케토프로펜이나 피록시캄 등 비스테로이드성 소염진통제 성분의 파스는 약국에서만 판다는 점도 기억하세요. 파스 종류는 피부에 직접 닿기 때문에 부작용에 주의해야 하며, 반드시 작용 시간만큼만 부착한 뒤 떼야 합니다. 또한 상처가 있는 피부, 피부 질환, 피부염이 있는 부위에는 사용하지 않는 것이 좋습니다. 파스는 피부 알러지를 유발할 수 있어 두드러기 발생시 사용을 중단해야 하며 30개월 이하의 유아에게도 쓰지 않습니다.

약국 약이 비쌀 것 같은 편견이 있지만, 사실은 그 반대입니다. 아픈데 근처에 약국이 없거나 밤늦은 시간이라면 편의점 상비의약품을 구매하고, 평소에는 약국에서 구매합니다. 편의점 제품은 대부분 약국용과 성분 차이는 없으나, 감기약인 「판피린티정」, 「판콜에이내복액」은 오남용 우려 때문에 성분이 좀 다릅니다. '감기약 쯤이야'로 생각하지 말고, 약은 항상 신중하게 복용하길 바랍니다.

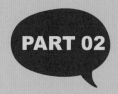

PART 02

답답한
눈 코 입 목

미세먼지와 황사, 꽃가루 등으로 인해
환절기에는 눈, 코, 입, 목이 더 답답합니다.
거기다 컴퓨터 작업과 핸드폰으로 눈을 혹사하는 현대인의 눈은 쉴 틈이 없습니다.
특정 약물들은 이러한 건조함을 더 증가시키기도 합니다.
환자분들께 수분 섭취를 충분히 하고 핸드폰을 적게 보시라고 하지만
약 복용보다 생활습관 바꾸기가 더 힘들다고 하십니다.
이번 장에서는 약국에서 접할 수 있는
안구건조 점안액, 비염코감기약, 비강분무제, 인후염약, 잇몸보조약과 잇몸치약 등에
대해 알아보겠습니다.

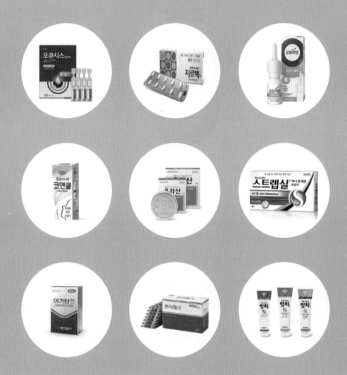

안구
건조약

+ 오큐시스
+ 리안
+ 프렌즈
  아이드롭

안구건조증은 눈물 생성이 부족하거나 눈물이 생성되더라도 잘 유지되지 못하고 증발해 안구 표면이 건조해지는 증상을 말합니다. 안구건조증은 노화와 관련이 있지만 미세먼지, 황사 등의 환경 요인, 과도한 스마트폰 사용이나 스트레스, 과음, 흡연, 수면부족 등의 생활습관도 원인이 됩니다. 국가건강정보포털 자료에 따르면 우리나라 성인 10명 중 8명이 안구건조를 경험했다고 하는데, 주로 이런 증상에 사용되는 것이 '인공눈물'이라 부르는 점안액입니다.

「오큐시스 점안액」은 바람, 연기, 공해, 먼지, 건조한 열, 에어컨, 항공여행 및 장시간 컴퓨터 사용으로 인한 눈의 건조감 및 불쾌감 혹은 눈의 피로에 쓰는 1회용 인공눈물입니다. 1회용 인공눈물의 경우 보존제가 함유되어 있지 않아 1회 사용 후 남은 액과 용기를 모두 버려야 합니다. 또 처음 개봉 후 1~2방울은 버려서 혹시 모를 용기 파편으로 인한 오염을 방지합니다. 「오큐시스 점안액」에 들어간 주성분인 트레할로스 수화물은 자연에 존재하는 포도당 2개로 구성된 당류인데 단백질과 결합하여 수분이 증발하지 않게 하여 보습작용을 합니다. 건조자극이나 산화성 손상으로부터 세포를 보호해 상처 치유를 돕고 손상된 각막의 염증도 억제합니다.

「오큐시스 점안액」에는 첨가제로 히알루론산이 들어있어 눈 표면에서 수분과 결합해 보습효과를 나타냅니다. 현재 이러한 히알루론산이 첨가제가 아닌 단독 주성분으로 들어간 점안액들은 약국용 제품이 아니라, 병원 진료 후 처방전으로 사는 전문의약품들만 생산되고 있습니다.(예를 들면 「카이닉스점안액」, 「히아레인미니점안액」 등) 트레할로스 성분이 들어간 「오큐시스 점안액」과 같은 제품들은 각막 보호와 보습을 한 번에 제공할 수 있어 렌즈를 자주 착용해 안구에 상처가 생기기 쉬운 분들께 좋은 선택이 될 수 있습니다. 단, 이 약의 성분이나 단백질계 약물에 과민반응이 있는 환자는 사용하면 안 됩니다. 단백질계 약물이란 단백질을 기반으로 한 약물로, 주로 단백질 합성을 억제하거나 조절하는데 사용됩니다. 대표적인 예로는 인슐린, 인터페론, 성장 호르몬 등이 있습니다.

「**리안점안액**」의 주성분은 폴리데옥시리보뉴클레오타이드 (PolyDeoxyRiboNucleotide, PDRN)입니다. 연어와 송어 등의 정소에서 DNA 조각을 추출한 조직 재생물질로, 피부 복구 및 재생, 면역 조절 작용, 혈류의 증가로 염증을 진정시키고 자극을 완화한다고 알려져 있습니다. PDRN 성분은 의료기기나 화장품에 들어가는 경우가 많습니다. 시중에서 파는 PDRN 함유 인공눈물은 영양 부족으로 인한 각막, 결막의 궤양성 질환에 대한 영양 공급, 안구건조, 미세먼지, 콘택트렌즈 착용 등 다양한 원인으로 인한 각막, 결막의 미세 손상에 사용됩니다.

「**프렌즈 아이드롭**」의 주성분은 염화칼륨과 염화나트륨입니다. 이러한 성분의 복합제는 눈물의 양은 보충해주지만, 눈물의 증발을 방지하거나 촉촉함을 유지해주지는 않습니다. 여기에 눈에 영양을 공급하는 포도당 성분이 들어있어 피로한 눈에 좋습니다. 시원한 느낌이 나는 인공눈물로 유명하며 제품 단계에 따라 시원함에도 차이가 있습니다. 렌즈를 착용하고 보존제가 포함된 인공눈물을 쓰면 문제가 되는 경우도 있으나,「프렌즈 아이드롭」병 포장 제품에는 보존제로 클로르헥시딘글루콘산염 성분이 들어있어 모든 콘택트렌즈에 사용이 가능합니다. 렌즈 착용시의 불쾌감, 눈건조시의 눈물 보충, 눈의 피로, 눈곱이 많을 때 사용하면 좋습니다.

이 약 같이 먹어도 돼요?

✚ 혈압, 혈당, 혈중지질이 높으면 안과 질환 중 하나인 당뇨망막병증의 진행 위험이 올라갑니다. 고혈압, 당뇨, 고지혈증을 잘 관리하고 꾸준히 치료해야 합니다. 이러한 질병과 관련된 약의 복용과 인공눈물의 동시 사용은 괜찮습니다.「오큐시스 점안액」은 인슐린과 같은 단백질계 약물에 과민반응이 있다면 사용하지 않습니다.

이 식품이나 영양제 같이 먹어도 돼요?

✚ 흡연자는 비흡연자보다 안과 질환 중 하나인 황반변성 발병 위험도가 3배 이상 높습니다. 또한 흡연과 알코올 섭취는 백내장의 중요 위험 요소입니다. 금연과 금주를 권장합니다.

✚ 안구건조증의 경우 비타민A와 오메가3(EPA 및 DHA의 합)가 풍부한 음식 혹은 영양제를 섭취합니다. 또한 EPA가 고함량 함유된 뱀기름 성분의 사유 영양제도 도움이 됩니다.

올바른 생활습관

✚ 적절한 수분을 섭취하고 컴퓨터, 휴대폰을 볼 때는 50분마다 10분씩 휴식을 취합니다.

✚ 인공눈물 사용 전에는 손을 잘 씻고, 손가락이 안약 용기 입구에 닿지 않도록 합니다. 사용시 눈은 위로 향하게 하고 아래 눈꺼풀을 밑으로 잡아 당겨 점안액을 넣습니다.

✚ 두 가지 이상의 점안액 사용시에는 5분 이상 간격을 두고 투여합니다.

✚ 인공눈물 사용 후에도 불편함이 계속되고 염증 치료가 필요한 경우에는 안과 진료를 봅니다.

✚ 소프트렌즈를 착용하는 사람은 벤잘코늄 보존제 함유 인공눈물은 피합니다.

✚ 인공눈물을 과하게 사용하면 오히려 눈물막에 존재하면서 항염증 작용, 항산화 작용, 항균 작용을 담당하는 단백질, 지질, 점액 성분 등이 씻겨나갈 수 있어 주의합니다.

다시 한 번 정리해드릴게요^^

「오큐시스 점안액」, 「리안점안액」, 「프렌즈 아이드롭」 셋 모두 콘택트렌즈 착용과 관계없이 사용할 수 있습니다. 콘택트렌즈 사용시 시원한 느낌의 수분 보충을 원한다면 「프렌즈 아이드롭」이, 눈의 건조감과 피로에 각막 보호와 보습 효과를 원한다면 「오큐시스 점안액」이, 안구건조가 있으면서 미세 각막 손상으로 눈에 이물감이나 통증이 있다면 「리안점안액」이 낫겠습니다.

비염
코감기약

+ 지르텍
+ 코메키나

환절기에는 콧물, 코막힘, 재채기, 가려움, 후비루(코나 점액이 목 뒤로 넘어감) 등 다양한 증상으로 코가 불편합니다. 코 내부의 지속적 염증과 자극 때문에 비염이 잘 생기기 때문인데요. 우리가 흔히 코감기라고 말하는 증상은 급성비염이고, 미세먼지, 꽃가루, 먼지, 진드기, 동물의 털 등 알레르기원에 노출되어 맑은 콧물과 재채기, 가려움증, 코막힘이 2주 이상 지속된다면 만성비염인 알레르기성 비염일 확률이 높습니다.

「지르텍정」은 계절성 및 다년성 알레르기성 비염, 알레르기성 결막염, 만성 특발성 두드러기, 피부가려움증에도 쓰고, 하이드로코티손 외용제와 병용해 습진이나 피부염에도 씁니다.

세티리진 염산염이라는 단일성분으로 되어 있으며 2세대 항히스타민제에 속합니다. 항히스타민제는 혈액뇌장벽 통과 여부에 따라 1세대와 2세대로 나뉘며 「지르텍정」은 2세대로 졸음 부작용은 적고 효과는 강합니다. 단, 항히스타민제는 1세대, 2세대 관계없이 콧물, 비강 가려움증, 재채기에는 효과가 좋지만, 코막힘에는 효과가 적은 편입니다. 작용 시간이 길어 보통 하루 1회 경구 복용하며 규칙적으로 복용해도 내성이 생기지 않습니다. 고령자, 신장애 환자는 용량 조절이 필요하며 모든 항히스타민제는 태반을 통과하기 때문에 임부 투여는 주의가 요구됩니다.

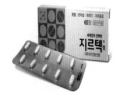
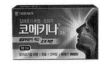

「코메키나캡슐」은 1세대 항히스타민제인 메퀴타진 성분이 들어있습니다. 1세대 항히스타민제는 복용 후 효과가 빠르나 효과 지속시간이 짧아 하루 3번 복용합니다. 항히스타민제는 재채기와 콧물에 효과가 있어 코막힘 개선은 덜한데, 「코메키나캡슐」은 코막힘 증상을 완화하는 비충혈제거 성분인 슈도에페드린을 함께 넣었습니다. 이 슈도에페드린 성분은 교감신경 흥분제라서 잠이 안 오거나 심장이 두근거리고 빨리 뛸 수도 있습니다. 여기에 카페인무수물을 넣어 졸음 및 진정 작용을 줄였습니다. 또 기관지 분비물을 감소시키고 기관지를 확장하는 벨라돈나, 항염 항알레르기 효과를 가진 글리시리진산이 들어 있습니다. 카페인무수물과 슈도에페드린이 들어, 코가 막히고 졸음을 참아야 하는 사람에게는 좋지만 잠을 잘 못 자는 사람은 주의가 필요합니다.

이 약 같이 먹어도 돼요?

✚ 항히스타민제는 중추신경계 부작용이 있습니다. 술 및 중추신경 억제제와 함께 항히스타민제 성분을 복용하면 중추신경계 억제 효과가 더 커집니다. 성인의 경우 중추신경계 억제 효과는 과도한 진정 작용(졸음, 피로감, 기억과 집중 장애 등)으로 나타날 수 있습니다. 반대로 소아에서는 중추신경을 흥분시켜 불안, 불면, 보챔이 나타날 수도 있습니다. 이러한 증상은 2세대 항히스타민제인 「지르텍정」보다 1세대 항히스타민제가 들어있는 「코메키나캡슐」에서 더 강하게 상호작용이 나타날 수 있습니다. 「지르텍정」은 6세 미만 복용금지, 「코메키나캡슐」은 15세 미만 복용금지입니다.

✚ 「코메키나캡슐」은 운동 선수라면 경기 기간 중 복용 금지입니다. 도핑 금지 성분인 슈도에페드린이 소변시료에서 150mcg/ml 보다 높은 농도로 검출될 경우 문제시되기 때문입니다.

✚ MAO억제제(항우울제, 항정신병제, 감정조절제, 항파킨슨제 등) 복용시 항히스타민제의 진정, 항콜린 효과가 올라갑니다. 항콜린 효과가 올라가면 구강 및 비강 건조, 배뇨장애, 시력저하, 빈맥 등이 나타날 수 있습니다. 심장질환자, 갑상선질환자, 녹내장, 전립성 비대증이라면 항히스타민제 복용에 더 주의합니다.

✚ MAO억제제 복용 중 혹은 복용 중단 후 2주가 지나지 않았다면 이 약을 복용하지 않습니다. 마찬가지로 「지르텍정」보다 「코메키나캡슐」에서 더 강하게 상호작용이 나타날 수 있습니다.

✚ 「지르텍정」 복용시에는 테오필린(1일 1회 400mg), 리토나비어(1일 2회 600mg)는 상호작용이 있어 같이 복용하지 않습니다.

올바른 생활습관

✚ 이 약을 복용할 시 가급적 금주합니다.

✚ 비염약 복용 후에는 입이 자주 마르거나 갈증이 날 수 있으니 수시로 온수를 마십니다.

✚ 알레르기 비염이라면 먼지, 꽃가루 등이 있는 환경을 피하고 금연합니다.

✚ 침구류를 자주 빨고 애완동물 털에 알레르기인 경우 애완동물을 키우지 않습니다.

✚ 맑은 콧물이 아닌 누렇고 끈끈한 콧물이 나온다면 세균 감염이 의심되므로 병원 진료를 보러 갑니다.

✚ 적절한 수분 섭취를 통해 코점막이 건조해지지 않게 합니다.

「지르텍」과 「코메키나캡슐」 모두 콧물, 재채기, 알레르기성 비염에 쓰이는 항히스타민제 성분이 들어있고, 「코메키나캡슐」은 코막힘을 완화하는 성분이 더 들어있습니다. 「지르텍」은 가려움증과 두드러기 등 피부 문제에도 사용됩니다. 「지르텍」은 하루 1번, 「코메키나캡슐」은 하루 3번 복용하며 둘 모두 임산부나 수유부는 복용하지 않는 것이 좋습니다.

이 약 같이 먹어도 돼요?

**비강
분무제**

+ 오트리빈
+ 코앤쿨나잘
+ 코앤 나잘

코막힘 때문에 힘들다면 먹는 약도 있지만 빠른 증상 완화를 위해 코에 뿌리는 비강분무제를 이용합니다. 경구약과 달리 전신으로 흡수되는 것이 아니라서 고혈압, 녹내장 등 다른 부작용이 나타날 가능성이 적습니다.

「**오트리빈 멘톨 분무제**」는 자일로메타졸린이라는 혈관수축제 성분이 들어있습니다. 콧속 점막의 혈관이 확장되어 충혈된 상태에는 코 안이 좁아져 답답합니다. 이때 분무제를 코 안에 분사해 콧속 혈관을 수축시키면 코가 뻥 뚫리는 느낌이 듭니다. 5~10분 사이로 효과가 나타나며 10시간 동안 약효가 지속되어 불편 증상이 완화됩니다. 하지만 지속적 사용 시 '약물 유발

비염(반동성 비염)'이 생길 수 있습니다. 즉, 오랜 시간 약을 사용하다 끊으면 코막힘이 다시 생기는데 이때는 처음 분무제 사용보다 더 많은 양을 오래 써야 합니다. 「오트리빈 멘톨 분무제」는 1일 3회를 넘지 않고 적어도 3시간 이상 간격을 두고 사용해야 합니다. 식약처 허가 사항에는 3일간 사용해도 증상이 나아지지 않을 경우 사용을 중단하고 7일 이상 연속 사용하지 않도록 규정하고 있습니다.

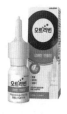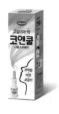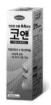

「코앤쿨 나잘 스프레이」는 「오트리빈 멘톨 분무제」와 동일한 자일로메타졸린이라는 혈관수축제 성분과 더불어 클로르페니라민이라는 1세대 항히스타민제 성분이 들어있습니다. 이 항히스타민제 덕분에 콧물 증상의 완화를 기대할 수 있습니다. 1일 6회 초과하지 않고 매회 최소 3시간 이상의 간격을 둡니다. 「오트리빈 멘톨 분무제」와 마찬가지로 7일 연속 사용하지 않습니다.

「코앤 나잘 스프레이」는 앞의 두 개와 다르게 코 점막 보습 및

이 약 같이 먹어도 돼요?

보호로 콧속 건조를 완화합니다. 피부의 재생 및 보호, 습윤, 항염 목적으로 쓰는 덱스판테놀과 수분 유지에 탁월한 히알루론산 성분이 들어있습니다. 「오트리빈 멘톨 분무제」와 「코앤쿨 나잘 스프레이」처럼 비충혈제거제 성분이 든 것을 지속적으로 사용하면 코막힘을 악화시킬 수 있기 때문에, 평소에 덱스판테놀과 같은 보습 성분이 든 코 스프레이로 점막 보습을 해두면 좋습니다. 즉, 이 스프레이는 코감기 증상 개선을 위한 보조제 개념입니다. 1회 사용시 1~2회 좌우 비강에 분무하고 1일 3회 사용합니다. 코에 적용하는 다른 제품을 함께 사용한다면 적어도 30분 이상 간격을 두며 이 약을 마지막에 사용합니다. 개봉 후에는 3개월 이내로 사용합니다.

이 약 같이 먹어도 돼요?

✦「오트리빈 멘톨 분무제」와 「코앤쿨 나잘 스프레이」는 MAO억제제 복용 중 혹은 복용 중단 후 2주가 지나지 않았다면 사용하지 않습니다.

이 식품이나 영양제 같이 먹어도 돼요?

✦ 비염 예방을 위해 평소 프로바이오틱스, 아연, 오메가3, 비타민 D 등 면역 상승과 관련 있는 영양제를 복용하는 것이 좋습니다.

올바른 생활습관

✚ 비충혈 분무제(「오트리빈 멘톨 분무제」, 「코앤쿨 나잘 스프레이」)는 치료제가 아니고 증상완화제입니다. 최대 7일까지만 사용합니다.

✚ 비강분무제 사용시 먼저 코를 풀어 코 안을 깨끗이 하고 손을 깨끗이 씻습니다.

✚ 과도하게 흔들면 거품이 생겨 균일하게 분사되지 않을 수 있으니 사용 전 약액이 고르게 섞이도록 가볍게 흔들어줍니다.

✚ 고개를 바로 하거나 약간(10°)만 뒤로 젖힙니다.

✚ 한쪽 코에 뿌릴 때 다른 한쪽 코는 막고 숨을 들이마시면서 약을 분무합니다.

✚ 4~5초간 숨을 멈춘 후 입으로 서서히 내쉽니다.

✚ 비강 건조함을 줄이려면 수분을 충분히 섭취합니다.

 ## 다시 한 번 정리해드릴게요^^

「오트리빈 멘톨 분무제」와 「코앤쿨 나잘 스프레이」는 모두 콧속 점막을 수축시켜 코막힘을 줄여주는 약입니다. 반면 「코앤 나잘 스프레이」는 콧속을 촉촉하게 해서 건조하지 않게 하는 보습제입니다. 셋 모두 벤잘코늄염화물 보존제가 들어있어 기관지 경련을 일으킬 수 있고 특히 장기간 사용시 비강 자극 또는 비강 점막 부종이 일어날 수도 있습니다.

이 약 같이 먹어도 돼요?

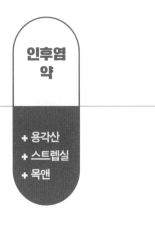

인후염
약

+ 용각산
+ 스트렙실
+ 목앤

목이 답답하고 불편할 때 떠오르는 몇 가지 약들이 있습니다. 인후염은 공기는 폐로, 음식은 식도로 넘어가게 하는 '인두'와 호흡기관인 '후두'에 염증이 발생한 경우에 생깁니다. 경구로 삼키는 약보다 목에 직접 작용해서 효과를 볼 수 있다 하여 많이 찾는 제형들이 있습니다. 가루 및 과립제, 트로키제, 스프레이제 등 다양한 형태의 약들을 비교해 봅니다.

「**용각산**」은 기침, 가래, 목구멍(인후) 염증에 의한 인후통, 부기, 불쾌감, 목쉼 등에 효과를 인정받았습니다. 일본 류카쿠산에서 개발해 보령에서 판매하는 진해거담제로, 일본에서는 무려 250년 가까운 역사를 갖고 있으며 감길탕이 기본 재료입니다. 감길탕은 감초와 길경 두 약재가 들어간 약이며 오늘날의 「용각산」은 이 감길탕에 행인, 세네가 등이 더 추가되었습니다. 많이 함유된 순서대로 길경, 감초, 행인, 세네가 등의 생약 원료가 들어있는데, 길경은 도라지 성분으로 기관지 점액분비를 촉진하고 감초는 폐의 기운을 원활하게 해 기침을 멎게 합니다. 행인은 살구씨 성분으로 진해, 거담, 기관지염에 작용합니다. 세네가는 아메리카 원주민들이 인후염, 후두염에 사용하던 약제인 세네가 뿌리쪽을 활용한 것입니다.

한창 코로나19가 심하던 팬데믹 시기에 「용각산」이 자주 품절되었는데요. 이유는 길경(도라지)에 있는 플라티코딘D 라는 성분이 코로나 바이러스가 사람 세포와 융합하는 과정을 차단해 감염을 막을 수 있음을 세포 실험으로 확인했다는 연구가 있었기 때문입니다. 플라티코딘D는 도라지에 풍부한 사포닌의 일종입니다. 이 연구진은 도라지 성분을 가진 약품인 용각산도 비슷한 효과가 있으나, 정작 인삼의 사포닌은 그런 효과가 없는 것으로 확인되었다고 했습니다. (Tai Young Kim 《Platycodin D, a natural component of Platycodon grandiflorum, prevents both lysosome- and TMPRSS2-driven SARS-CoV-2 infection by hindering membrane fusion》2021)

이 약은 점막에 직접 작용해 점막을 부드럽게 하는 뮤신 분

이 약 같이 먹어도 돼요?

비를 촉진해야 하기 때문에 가루 자체를 물 없이 먹도록 합니다. 또한 생약 성분들이 다량의 사포닌을 함유해 위장장애가 일어날 수도 있습니다.

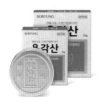
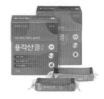

「**용각산쿨**」의 성분은 감초, 길경, 행인, 세네가 등 「용각산」 성분에 아선약, 인삼, 노스카핀이 더 들어가 있습니다. 폐기능을 돕는 아선약과 인삼, 그리고 양귀비과 식물에서 추출해 중추에서 기침 억제 작용이 있는 노스카핀을 넣었습니다. 뿐만 아니라 복용 편의를 위해 과립제로 나와서 가루약을 먹기 힘든 분들께 좋은 대안이 될 수 있습니다. 「용각산쿨」과 「용각산」 모두 물 없이 복용하고, 다른 진해거담제, 감기약, 항히스타민제, 진정제, 알코올 등과 같이 먹지 않습니다.

「**스트렙실 트로키**」는 1950년 첫 출시 후 우리나라에서 2011년부터 판매된 인후염 단기증상 완화 트로키제입니다. 국내에 최초로 출시된 플루비프로펜 함유 트로키제로 통증의 원인인 염증 반응에 관여하는 프로스타글란딘의 합성을 억제하는 NSAIDs(비스테로이드성 소염진통제)입니다. 입안에서 천

천히 녹여 먹고, 깨물거나 바로 삼키면 안 되며 최대 하루 용량
은 1일 5개까지입니다. 인후의 통증을 15분 이내에 감소시키
고 2~4시간 지속되며 최대 3일까지 사용합니다. 「스트렙실 트
로키」는 소염진통제 단일성분만 있기에 가래나 기침을 동반한
인후통에는 적절하지 않습니다.

　또한 비스테로이드성 소염진통제는 위장관계 이상 반응의
위험이 커 소화성 궤양이나 출혈이 있던 환자는 복용하지 않습
니다. 이미 다른 비스테로이드성 소염진통제를 복용 중이거나
아스피린, 항혈소판응집제 복용자, 임산부 및 수유부는 역시
복용하지 않습니다.

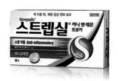

　「목앤 스프레이」는 목 염증으로 인한 목의 통증, 부종, 불쾌감,
목쉼, 구내염 등에 사용하는 스프레이로 수용성아줄렌과 세틸
피리디늄염화물수화물이 주성분입니다. 수용성아줄렌은 수
렴, 진정, 항염작용, 세틸피리디늄염화물수화물은 항균작용을
합니다. 후두에 염증이 생겨 목소리가 쉬고 변하거나 통증이
있을 때 빠른 효과를 기대할 수 있습니다. 용기 노즐을 목 환부

에 향하게 하고 '아' 하고 소리를 내면서 분사하며, 눈에 들어가지 않게 주의합니다. 첨가제로 에탄올이 들어있어 음주 운전 단속시 알코올이 호흡으로 검출될 수도 있으니 주의합니다.

이 약 같이 먹어도 돼요?

✦「용각산쿨」과「용각산」모두 다른 진해거담제, 감기약, 항히스타민제, 진정제, 알코올 등과 같이 먹지 않습니다.
✦「용각산쿨」은 MAO 억제제(항우울제, 항정신병제, 감정조절제, 항파킨스제 등)를 복용하고 있거나 복용 중단 후 2주가 지나지 않았다면 복용하지 않습니다.
✦「스트렙실 트로키」는 소화성 궤양이나 출혈 환자는 복용하지 않습니다. 또한 이미 다른 비스테로이드성 소염진통제를 복용 중이거나 아스피린, 항혈소판응집제 복용자, 임산부 및 수유부는 복용하지 않습니다.

이 식품이나 영양제 같이 먹어도 돼요?

✦ 인후염도 염증이기 때문에 비염과 마찬가지로 프로바이오틱스, 아연, 오메가3, 비타민D 등 면역 상승과 관련 있는 영양제 복용이 좋습니다.

올바른 생활습관

✦ 인후염은 가볍게 지나갈 수 있으니 과로나 스트레스를 피하고 충분한 휴식과 수분 섭취가 필요합니다.

✦ 인후의 건조함을 줄이려면 수분을 충분히 섭취합니다.

✦ 음주와 흡연을 금합니다. 음주나 흡연은 인후통을 악화시킬 수 있습니다.

✦ 약국 일반의약품으로 증상이 나아지지 않고 증상이 심하면 진료를 봅니다.

다시 한 번 정리해드릴게요^^

「용각산」, 「스트렙실 트로키」, 「목앤 스프레이」 세 약 모두 인후통에 쓰지만 「스트렙실 트로키」가 목 통증에 쓰는 소염진통제, 「목앤 스프레이」는 항염, 항균 성분인 것에 비해 「용각산」은 기침, 가래에도 효과가 있는 진해거담제입니다. 「용각산」과 「스트렙실 트로키」는 주성분 때문에 위장 장애가 생길 수 있습니다. 「용각산」은 물 없이, 「스트렙실 트로키」는 입에서 녹여서, 「목앤 스프레이」는 목구멍으로 분사 등 각각의 사용법을 제대로 익힙니다.

이 약 같이 먹어도 돼요?

잇몸
보조약

+ 이가탄
+ 인사돌
+ 인사돌
플러스

치주질환(잇몸병)은 구강 내 세균이 원인이 되어 발생하는 염증 질환입니다. 잇몸에만 국한된 염증은 치은염, 염증이 잇몸과 주변 뼈까지 진행되면 치주염이라 합니다. 치주질환의 증상은, 잇몸이 붓고 붉어지거나, 잇몸에서 피가 나고, 구취가 계속 생기거나, 시린 이, 음식물을 씹을 때 통증 등으로 나타납니다. 잇몸병을 치료하지 않고 방치하면 심혈관 질환의 발병 위험요소로 작용할 수 있다는 연구결과도 있어 좀 더 적극적인 치료가 필요합니다. 정기적 치과 검진을 기본으로 하되 아래 약들은 치료제가 아닌 치료보조제임을 참고해서 복용합니다.

「이가탄에프캡슐」은 리소짐을 주성분으로 하고 아스코르브산, 카르바조크롬, 토코페롤이 함께 들어간 복합제입니다. 치주 치료 후 치은염 혹은 경·중등도 치주염의 보조치료제로 쓰입니다. 잇몸의 염증을 가라앉히는 항염작용을 하는 리소짐, 점막을 강화하고 혈액 순환을 돕는 아스코르브산과 토코페롤, 잇몸 출혈을 방지하는 카르바조크롬 등이 「이가탄에프」의 구성 성분입니다. 15세 이상에서 사용하며 치주질환 치료제가 아니라 치주질환 보조제이기 때문에 한 달 가량 복용 후 증상의 개선이 없을 때는 복용을 중단하고 전문가와 상담하세요.

 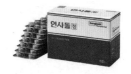

「**인사돌정**」은 옥수수불검화정량추출물 단일 추출물이고 「**인사돌플러스정**」은 옥수수불검화정량추출물에 후박추출물이 더 들어간 복합제입니다. 모두 치주 치료 후 치은염, 경·중등도 치주염의 보조치료제입니다. 식약처 효능 재평가 후 치주질환 치료제가 아니라 치주질환 보조제로 그 범위가 축소되어 잇몸 질환 치료제는 아닙니다.

옥수수불검화정량추출물은 베타시토스테롤을 함유합니다. 이 베타시토스테롤은 상처, 궤양, 치조골 손상 치유에 효과가

이 약 같이 먹어도 돼요?

있고 잇몸의 붓기를 감소시키며 골세포를 자극해 손상된 치조골을 치료합니다. 또 이 성분은 잇몸도 튼튼하게 합니다. 「인사돌플러스정」에 들어있는 후박추출물은 항염 활성을 가집니다.

「인사돌정」과 「인사돌플러스정」은 천식 또는 만성 두드러기가 있거나 비스테로이드성 항염제에 과민 반응을 보이는 환자에게 투여시 피부나 호흡계에 과민 반응을 유발할 수 있습니다. 「이가탄에프캡슐」과 마찬가지로 한 달 가량 복용 후 증상의 개선이 없을 때는 복용을 중단하고 전문가와 상담합니다.

이 약 같이 먹어도 돼요?

✚「인사돌정」과 「인사돌플러스정」에 든 옥수수불검화정량추출물은 콜레스테롤과 구조가 유사합니다. 따라서 비슷한 구조를 가진 부신피질호르몬(프레드니솔론, 하이드로코티솔 등), 성호르몬, 전립선비대증약, 경구 탈모약, 메티마졸과 같은 갑상선약 등의 흡수를 방해할 수 있어 시간차를 두고 복용합니다. 시간 간격 두기가 힘들다면 「이가탄에프」를 복용하는 편이 낫습니다.

✚「인사돌정」, 「인사돌플러스정」 모두 아스피린(아세틸살리실산 성분) 또는 다른 프로스타글란딘 합성효소(Prostaglandin synthase) 억제제에 과민 반응이 있는 환자는 신중하게 사용합니다.

✚ 약물에 의해 잇몸질환이 생길 수도 있습니다. 잇몸이 이상 증식해 붓고 통증을 유발해 '잇몸 과식증'이라고 합니다. 항경련제인 페니토인, 면역억제제인 사이클로스포린, 혈압약인 니페디핀

성분, 암로디핀 성분 등이 이런 잇몸 증식 유발 약물에 해당합니다. 혹시라도 증상이 생긴다면 약물치료와 치과적 잇몸 치료를 병행하거나 기존 약을 다른 약으로 바꿔야 합니다.

이 식품이나 영양제 같이 먹어도 돼요?

✚ 교원질의 합성과 엘라스틴 등 결합 조직 생합성에 관여, 항산화 활성이 있는 비타민C(아스코르브산), 치주 조직 파괴에 관여하는 활성산소를 억제하는 항산화력을 가진 비타민E(토코페롤) 영양제 보충도 좋습니다.

올바른 생활습관

✚ 잇몸병의 예방은 올바른 양치질과 스케일링입니다.
✚ 당뇨병이나 부갑상선 기능 항진증 환자에서 치주 질환이 발생하면 치과 진료를 우선시합니다.

다시 한 번 정리해드릴게요^^

💊 「이가탄에프」, 「인사돌」, 「인사돌플러스」 모두 15세 이상의 성인이 복용합니다. 임산부 수유부는 복용하지 않습니다. 오래 먹는 약이 아니라서 한 달 가량만 복용합니다. 잇몸이 자주 붓고 피가 나는 잇몸질환은 리소짐 복합제인 「이가탄에프」가 낫습니다. 잇몸이 붓거나 피가 나지는 않지만 치조골이 약해 이가 잘 흔들리는 사람은 잇몸 강화를 위해 옥수수불검화정량추출물이 든 「인사돌」이나 「인사돌플러스」가 추천됩니다.

이 약 같이 먹어도 돼요?

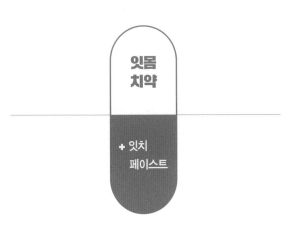

잇몸 치약

+ 잇치 페이스트

치약은 약일까요? 약이 아닐까요? 약국에서만 파는 일반의약품 치약이 있고 약국은 물론 약국 외에서도 팔 수 있는 의약외품 치약이 있습니다. 흔히 우리가 슈퍼나 온라인몰에서 사는 치약들은 대부분 의약외품입니다. 그런데 약국용 치약 중 일반의약품으로 나와 2023년 한 해만 333억 원 매출을 달성한 치약이 있는데 이것이 바로 「잇치 페이스트」입니다. 치아와 잇몸에 이상이 생기면 치과 진료를 먼저 받는 것이 좋지만 보조적인 잇몸 관리를 위해 잇몸치약을 꾸준히 사용하는 사람들이 늘고 있다는 증거입니다.

「잇치 페이스트」는 카모밀레틴크, 몰약틴크, 라타니아틴크 등의 성분으로 이루어져 있습니다. 이 세 가지 성분은 충치의 원인균 뮤탄스균, 잇몸염 구취의 원인균 진지발리스균, 구강 칸디다증의 원인인 칸디다균에 대한 살균 및 억제 효과를 검증받았습니다. 카모밀레틴크는 항염, 진정작용으로 구강 점막의 염증을 완화시키며, 몰약틴크는 진통이나 부종 억제 및 보존작용, 라타니아틴크는 항균, 수렴, 지혈 효과가 있습니다. 치은염(잇몸염) · 치조(이틀) 농루에 의한 잇몸의 발적, 부기, 출혈, 고름 등 여러 증상의 완화에 쓰입니다. 오리지널향과 피톤치드향, 프로폴리스향이 있어 세 가지 종류로 나오지만 들어있는 성분은 동일합니다. 칫솔에 묻혀 하루 두 번 아침, 저녁으로 잇몸을 마사지하는데, 일반 치약을 쓰는 것처럼 양치할 수 있어 굳이 다른 치약을 쓸 필요는 없습니다.

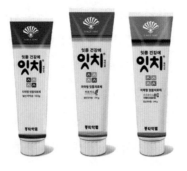

이 약 같이 먹어도 돼요?

이 약 같이 먹어도 돼요?

✚ 삼키는 약이 아니라서 다른 약과 상호 작용을 걱정하지 않아도 됩니다. 단, 심한 구강 내 미란(입안의 점막이 헐거나 짓무르는 증상) 환자는 사용에 주의합니다.

✚ 치약 사용과 함께 「인사돌정」과 같은 옥수수불검화정량추출물 성분의 일반의약품이나 「이가탄에프」 같은 리소짐, 카르바조크롬 등을 함유한 일반의약품 등을 함께 복용하는 것도 좋습니다. 단, 「인사돌정」과 「이가탄에프」 같은 약들은 증상이 있을 때 한 달 가량만 사용합니다.

✚ 잇몸치약만으로는 한계가 있습니다. 클로르헥시딘 성분의 가글 제품은 치은염을 비롯한 구강 내 염증 완화에 효과가 있습니다.

✚ 한방과립제인 사위탕, 청위산 등도 위열을 내려주어 잇몸의 염증을 치료해주기에 도움이 됩니다.(한방에서는 입안 염증은 위 상태와 관련이 있다고 봅니다)

이 식품이나 영양제 같이 먹어도 돼요?

✚ 항산화, 구강에서의 항균 작용에 도움을 주는 기능성 원료인 프로폴리스 추출물, 충치 발생 위험 감소에 도움을 주는 자일리톨 등 구강 관련 영양제를 같이 섭취하는 것도 괜찮습니다.

올바른 생활습관

✚ 매 식사 후, 자기 전에 양치질을 반드시 합니다.
✚ 치과 정기검진과 스케일링을 받도록 하고, 흡연자는 금연하도록 합니다.

 ## 다시 한 번 정리해드릴게요^^

약국에서 파는 일반의약품 치약이며, 카모밀레틴크, 몰약틴크, 라타니아틴크 등의 성분으로 이루어져 있습니다. 치은염(잇몸염) · 치조(이틀) 농루에 의한 잇몸의 발적, 부기, 출혈, 고름 등 여러 증상의 완화에 쓰입니다. 다른 치약으로 다시 세정할 필요는 없습니다.

84

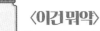

〈이건뭐약〉

약국 치약 vs 마트 치약, 뭐가 좋아요?

뭐가 더 좋다기 보다 본인의 증상에 따라 골라야 합니다.

마트에 진열된 치약보다 약국에서 파는 치약이 더 효과가 좋은지 궁금하실 것입니다. 대부분 우리가 이름을 많이 들어본 치약들은 그 분류가 의약외품입니다. 의약외품은 질병 예방을 목적으로 마트, 슈퍼에서 의사, 약사와 상담 없이 구매할 수 있는 제품을 말합니다. 한편, 질병 치료가 목적인 치약은 일반의약품으로 허가를 받아 약국에서만 판매할 수 있습니다.

일반의약품 치약은 잇몸이 자주 붓고 피가 날 때 치주질환을 개선하는 효과가 있습니다. 대표적으로 앞서 설명한 **「잇치 페이스트」**는 잇몸약과 치약의 합성어로 만든 제품명인데요. 치약 형태의 잇몸약으로 보면 됩니다. 항염, 항균, 항부종, 조직 강화, 지혈 작용을 하고 치은염, 출혈, 고름 완화에 효과가 있습니다.

「잇치 페이스트」 외에도 치주 질환의 원인균을 제거하는 세틸피리디늄염화물을 사용한 치약형 잇몸치료제로 나온 일반의약품도 있습니다. 혈액순환을 도와 잇몸의 울혈을 개선하는 토코페롤아세테이트 성분, 항염증 작용으로 잇몸의 부기를 완화하는 에녹솔론 성분이 든 **「덴큐헬스페이스트」**입니다. 「잇치 페이스트」가 치약형 잇몸 치료제 시장에서 97% 점유율로 절대적 우위를 차지하는 바, 앞 장에 비교 제품으로 「덴큐헬스페이스트」를 싣지 않았습니다.

「잇치 페이스트」와 「덴큐헬스페이스트」 등은 치과 치료를 받고 있거나 의약품 알레르기가 있다면 약사님과 상의 후 사용하세요.

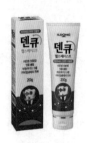

　　한편, 약국에서 파는 치약이 모두 일반의약품은 아닙니다. 시린
이에 효과가 있는 「센소다인」, 「시린메드에프」 등은 의약외품인데요.
제약회사가 만들어서 왠지 의약품같지만 사실은 특정 성분을 더한
기능성 치약입니다. 또한 2015년 이전에 일반의약품으로 판매되던
잇몸치약의 대표였던 「파로돈탁스」는 현재는 기존 생약 성분이 빠지
고 탄산수소나트륨과 불소를 넣어 의약외품으로 판매중입니다. 의
약외품인 치약은 '치료'라는 용어는 쓸 수 없고 치주염, 치은염, 잇몸
질환 예방 등 '예방'이라는 단어는 쓸 수 있습니다.

이 약 같이 먹어도 돼요?

「센소다인 오리지날」에는 외부 자극이 치아 신경에 전달되지 않도록 상아 세관을 밀봉하는 염화스트론튬 성분이 들어있고, 「센소다인 멀티케어」에는 질산칼륨 성분이 치아의 노출된 상아 세관 사이로 흡수돼 신경의 통증 자극을 감소시켜 줍니다. 「시린메드에프」에는 인산삼칼슘 성분이 들어 있는데 노출된 상아질을 메워주고 손상된 법랑질을 감싸줘 이가 시린 증상을 개선해줍니다. 「파로돈탁스」는 소디움바이카보네이트(탄산수소나트륨) 성분이 플라그 세균막을 제거합니다.

약국 치약을 쓸지 마트 치약을 쓸지 고민이라면, 지금 현재 붓거나 피가 나는 잇몸 질환을 가지고 있다면 치료약 성분 「잇치 페이스트」나 「덴큐헬스페이스트」같은 일반의약품 치약을 쓰세요. 단, 수일 사용 후에도 증상의 개선이 없다면 치과에 가봐야 합니다.

「센소다인」, 「시린메드에프」 등은 시린 이에 사용합니다. 하지만 의약외품 치약은 치료제가 아니니 계속 시리다면 역시나 치과를 방문해 치료를 받는 것이 더 중요합니다. 앞에 나온 치약 모두 덴탈타입실리카, 콜로이드성이산화규소, 탄산칼슘 등 연마제가 소량 들어가 있어 사용 후 따로 양치를 더 할 필요는 없습니다.

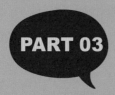

PART 03

소화 불량과
장 불편감

세상은 빨리 돌아가고 시간은 늘 부족합니다.
급하게 먹고, 많이 먹고, 커피나 술을 자주 마시고,
일에 치여 스트레스가 쌓이면 속이 더부룩하고 가슴이 답답해집니다.
이럴 때 속이 뻥 뚫리기를 바라며 약국을 찾게 되는데요.
검사상 이상 소견은 보이지 않지만 소화불량이 나타나는 것을 기능성 소화 불량이라 합니다.
소화불량의 증상은 속쓰림, 식후 포만감, 조기 만복감, 상복부 통증 중 한 가지 이상이
나타나는 것입니다. 또 잦은 설사나 변비 등으로 배가 늘 불편한
장 불편증상도 일상생활에 문제를 일으킵니다.
이런 장 불편증상은 약국 판매 일반의약품으로도 해결 가능합니다.
주의할 것은 소화불량을 동반하는 심각한 질환도 있으니
(예를 들면 간암 등 간질환, 췌장염 및 담도질환, 위암 등)
약을 먹고 증상이 개선되지 않으면 반드시 병원 진료를 보셔야 합니다.

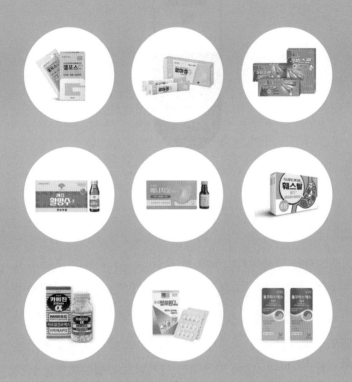

속쓰림
약

+ 겔포스
+ 알마겔
+ 개비스콘

속쓰림은 일시적으로 맵고 짠 음식 등 식습관에 의해 생기기도 하고, 위산 과다 혹은 위산 부족, 복용하는 약 혹은 역류성 식도질환, 위궤양, 십이지장궤양, 만성위염, 위암 등 다양한 원인으로 발생합니다. 하지만 보통의 가벼운 증상의 위산 과다로 발생하는 경우가 많아 약국에서 단기적으로 일반의약품을 사 먹습니다. 물론 이러한 형태의 위장약은 근본 치료제가 아니기에 속쓰림, 위통이 2주 이상 지속된다면 병원 진료를 권합니다. 제산제의 장기간 상습적 복용이 자칫 위암과 같은 중대한 위장 질환의 발견을 늦출 수 있기 때문입니다. 짜 먹는 제산제는 위 점막을 손상시키는 위산을 중화하거나, 위산 분비를 억

이 약 같이 먹어도 돼요?

제하고 위점막을 보호하여 속쓰림을 개선합니다.

짜 먹는 위장약 중 약국 매출 1위는 겔포스 시리즈입니다. **「겔포스엠」**은 인산알루미늄겔, 수산화마그네슘, 시메티콘이 들어있습니다. 「겔포스엠」 속 인산알루미늄겔과 수산화마그네슘은 과잉 분비된 위산을 중화시켜주고 손상된 위벽을 보호하는 효과가 있습니다. 또한 시메티콘은 위장에 형성된 기포를 줄여 가스를 제거합니다. 위산과다, 속쓰림, 위부팽만감, 위부불쾌감, 체함, 구역, 구토, 위통, 신트림에 효능·효과를 인정받았습니다.

한편, **「겔포스엘」**은 「겔포스엠」에 든 성분과 동일하지만, 인산알루미늄의 함량은 줄이고 DL카르니틴염산염이라는 성분을 더 넣어 위장 연동 운동을 촉진할 뿐 아니라 지방 대사를 돕는 작용이 있습니다. 따라서 속쓰림 뿐 아니라 소화불량이 같이 있는 분께 추천합니다. 「겔포스엘」은 인산알루미늄의 함량을 줄였기 때문에 속쓰림에 별 효과가 없다는 분들도 있어, 이런 분들은 기존 제품인 「겔포스엠」을 드시면 됩니다.

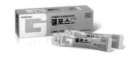

겔포스 시리즈에 든 수산화마그네슘은 설사를 유발할 수 있고, 신장 질환이 있는 경우 마그네슘 배출이 잘 안 되므로 복용을 피해야 합니다. 또 알루미늄은 변비를 유발할 수 있어 제산제로 인한 변비가 생길 수도 있습니다.

　「알마겔에프」는 알마게이트 단일성분으로 1포(15ml)당 1.5g의 알마게이트가 들어있고, **「알마겔」**은 1포(15ml)당 1g의 알마게이트가 들어있습니다. 즉, 둘의 차이는 알마게이트 함량 차이입니다. 알마게이트는 알루미늄과 마그네슘을 합성한 복합제로 위산을 중화시켜 속쓰림 증상을 개선시켜 줍니다. 속쓰림 증상만 있다면 알마겔 시리즈를 선택할 수 있습니다. 단, 알마겔 시리즈는 약국에서 파는 일반의약품이지만 병원에서 보험처방으로 더 많이 나오는 제품이라, 약국 100대 매출 리스트에는 빠져 있으나 겔포스 시리즈와의 비교를 위해 여기에 내용을 정리했습니다.

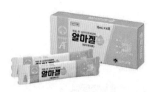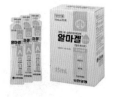

　「개비스콘더블액션」은 알긴산나트륨, 탄산수소나트륨, 탄산칼슘 성분이 든 제산제입니다. 알긴산나트륨이 위의 상층부에

이 약 같이 먹어도 돼요?

두꺼운 방어층을 형성해서 위산이나 위 내용물이 식도로 역류하는 것을 차단해 속쓰림과 통증을 막아주고, 혈소판 응집작용에 따른 지혈 작용을 통해 위벽을 보호합니다. 탄산수소나트륨과 탄산칼슘은 위산을 중화합니다. 이 약은 속쓰림과 더불어 위산 역류증상에도 좋은 효과를 보입니다. 판매사 옥시레킷벤키저가 가습기 살균제 문제 등의 이슈로 불매운동도 일어나, 약국 매출 리스트에 오르지 않았으나 이 제품도 비교를 위해 정리했습니다. 성분에 나트륨이 함유되어 있어 나트륨 제한 식이가 필요한 심장질환자나 신장질환자는 복용 주의가 필요합니다.

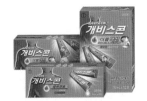

이 약 같이 먹어도 돼요?

✚ 마그네슘과 알루미늄 성분이 든 「겔포스엠/엘」과 「알마겔/알마겔에프」는 신부전 환자의 전신 이상 반응을 유발할 수 있습니다. 또한 둘 모두 알루미늄 함유 제산제이므로 구연산이 포함된 약 또는 식품(오렌지 주스 등)과 같이 복용하지 않습니다.
구연산은 알루미늄의 흡수를 증가시켜, 혈중 알루미늄 농도 상승으로 인해 여러 문제가 나타날 수 있는데 대표적으로 알루미늄이 뇌에 축적되면 알츠하이머 발병과 관련된다는 보고가 있습니다.

✚「겔포스엠/엘」,「알마겔/알마겔에프」같은 알루미늄염, 마그네슘염 함유 제산제,「개비스콘더블액션」같은 칼슘염 함유 제산제는 테트라사이클린계 항생제(독시사이클린 성분, 미노사이클린 성분 등), 뉴퀴놀론계 항균제(씨프로플로사신 성분, 레보플록사신 성분)의 흡수를 방해합니다. 대략 2시간 이상 시간차를 두고 복용해야 합니다. 또한 위산 농도에 따라 흡수가 달라지는 약물들에 영향을 미칩니다. 아졸계 항진균제, 철분제 등과 복용시 최소 2시간 이상의 간격을 두고 드세요.

이 식품이나 영양제 같이 먹어도 돼요?

✚위산은 단백질 소화를 돕고, 비타민B12 흡수과정에 중요한 역할을 담당하며, 칼슘, 마그네슘, 철분, 아연, 셀레늄 등의 흡수에도 사용됩니다. 제산제를 장기 복용해 위산을 중화하고 억제하면, 산성 환경에서 흡수되는 여러 영양소가 제대로 흡수되지 못해 칼슘, 마그네슘, 철분, 아연 등 미네랄과 비타민B1, B9, B12, 베타카로틴, 비타민D 등이 결핍되기 쉬워 보충이 필요합니다.

✚「겔포스엠/엘」복용시 다량의 우유를 섭취하지 않습니다. 제산제를 다량의 우유나 칼슘제와 함께 복용할 경우 혈중 칼슘 농도가 증가하여 탈수증 또는 구토가 나타날 수 있기 때문입니다.

✚「개비스콘더블액션」은 성분에 나트륨이 함유되어 있어 나트륨 제한 식이가 필요한 심장질환자나 신장질환자는 복용 주의가 필요합니다.

✚위 불편감 개선에 도움을 주는 꾸지뽕잎추출물, 매스틱검, 위점막내 헬리코박터균 증식을 억제하고 위점막을 보호해 위 건강

이 약 같이 먹어도 돼요?

에 도움을 주는 스페인감초추출물 등이 위 관련 건강기능식품으로 나옵니다. 기능성 식품으로 인정받지 않은 단순 식품도 있으니 구매시 잘 살펴보세요.

올바른 생활습관

✚ 술, 카페인 함유 음료, 탄산음료, 밀가루, 기름진 음식, 강한 향신료, 너무 차겁거나 뜨거운 음식, 맵고 짠 음식은 피합니다.
✚ 불규칙한 생활습관, 자극적 음식 섭취로 속쓰림의 재발률이 높아집니다. 반드시 생활습관과 식습관 관리가 필요합니다.
✚ 식사 후 바로 눕는 습관은 역류성 증상을 유발하거나 악화시킵니다. 식후 바로 눕지 않습니다.
✚ 운동과 금연, 스트레스 관리가 필요합니다.

 다시 한 번 정리해드릴게요^^

💊💊 「겔포스엠」, 「알마겔에프」, 「개비스콘더블액션」 모두 효과는 빨리 나타나지만 약효 지속시간은 짧습니다. 각각 공복, 식후 1시간, 식후 등 복용하는 시간이 달라 보이지만 결론은, 속쓰림이 시작되면 바로 먹습니다. 대개 식후 1시간 정도에 위산 분비가 활발해질 때 속이 쓰리니 이때 약을 먹으면 됩니다. 속쓰림 증상만 있다면 「알마겔에프」, 속도 쓰리고 가스가 차 더부룩할 때는 「겔포스엠」, 속이 쓰리면서 위산 역류 증상이 있다면 「개비스콘더블액션」을 선택합니다.

생약
소화제

+ 까스활명수
+ 베나치오

　　과식과 과음으로 인해 소화 불량이 나타나면, 간편하게 먹을 수 있는 마시는 소화제를 먼저 떠올리게 됩니다. 탄산이 들어가 있는 것, 탄산이 없는 것으로 대표되는 제품 두 가지를 알아보겠습니다.

　　「활명수」는 1897년, 궁중에서 복용하던 생약 비방으로 만든 우리나라 최초의 신약으로 127년 역사를 가졌습니다. 이「활명수」에 탄산 성분을 넣어 액상 탄산 소화제로 만든 것이 「까스활명수큐액」입니다. 아선약, 현호색, 진피, 고추틴크, 건강, 창출, 후박, 정향, 육두구, 육계, L-멘톨이 들어있는 생약소화제이며, 식욕감퇴(식욕부진), 위부팽만감, 소화불량, 과식, 체함,

구역, 구토에 효능이 있습니다.

아선약은 설사, 구역, 위장장애에 효과가 있고 현호색은 혈액순환을 좋게 해 기운을 다스려 진통이나 설사에 좋습니다. 진피는 소화불량과 통증을 완화하고 음식물과 가스 배설을 촉진해 구토와 식욕부진에 효과가 있습니다. 고추틴크는 식욕촉진, 배아픔, 구토, 설사에 효과가 있으며 속을 따뜻하게 하고 소화불량을 완화합니다. 건강은 혈액순환을 좋게 하고 소화액 분비를 촉진하며 창출은 위를 튼튼하게 하고 신장을 따뜻하게 하며, 피로와 갈증을 없앱니다. 후박은 더부룩함과 통증을 완화하고 역시 위를 튼튼하게 합니다. 정향은 위를 따뜻하게 하여 구역, 구토, 위통증, 소화장애에 효과가 있습니다. 육두구는 위를 따뜻하게 하여 소화장애에 도움을 줍니다.

성분들은 대부분 위장기능을 강화하고 위를 따뜻하게 하는 것들입니다. 체했을 때 바로 마시면 구토가 일어날 수 있어 어느 정도 소화가 진행되어 토할 것 같은 느낌이 조금 사라졌을 때 복용하세요.

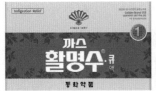

단, 「까스활명수큐액」에는 육계 성분이 함유되어 있는데 이 성분은 평상시 심장질환이 있는 사람은 조심합니다. 또 멘톨, 고추틴크, 탄산이 위산분비를 촉진할 수 있기 때문에 위염, 역류성 식도염이 있는 사람은 주의가 필요합니다. 현호색 성분은 임부나 임신 가능성 있는 여성의 경우 안전성이 확립되지 않아 가급적 다른 제품이 낫습니다. 또한 「까스활명수큐액」을 복용하면 술취한 것처럼 어지럽고 취한 기분이 든다는 사람들이 있는데 그 원인은 바로 육두구 때문입니다. 육두구 속 미리스티신 성분 때문이니 이런 분들도 까스활명수 대신 다른 제품을 선택하세요.

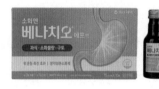

「베나치오에프액」은 감초, 현호색, 진피, 건강, 창출, 회향, 육계로 이루어진 생약소화제이며, 식욕감퇴(식욕부진), 위부팽만감, 소화불량, 과식, 체함, 구역, 구토로 「까스활명수큐액」과 동일한 효능을 가집니다. 회향은 위와 장에 정체된 찬 냉기를 없애고 통증을 진정시키며 위장 운동을 촉진합니다. 감초는 위 신경을 편하게 이완시키고 위장 열을 내려 위의 긴장을 풀어줌

이 약 같이 먹어도 돼요?

니다. 탄산이 함유되어 있지 않지만 L-멘톨 성분이 함유되어 청량감을 줍니다. 평소 속쓰림이 자주 발생하거나 위벽이 약하다면 자극이 적은「베나치오에프액」을 선택합니다.

단, 이 약도 육계 성분이 함유되어 심장질환이 있는 사람은 조심해야 하며, 현호색 성분은 임부나 임신 가능성 있는 여성의 경우 안전성이 확립되지 않아 신중히 복용해야 합니다.

이 약 같이 먹어도 돼요?

✚「까스활명수큐액」,「베나치오에프액」과 같은 생약 액상 소화제는 소화액 분비를 촉진하고 위장 운동을 돕는 등 소화불량에 좋은 효과를 냅니다. 하지만 실제 소화에 사용되는 소화효소를 직접 공급하지는 않습니다. 소화효소제를 포함한 소화제 알약(「훼스탈플러스」,「닥터베아제」등)과 액상 소화제를 같이 복용하면 소화불량에 더 도움이 됩니다.

이 식품이나 영양제 같이 먹어도 돼요?

✚카페인이 든 커피, 녹차 등의 음료, 술, 산이 많은 음식, 맵고 자극적인 음식 등은 위에 자극을 주므로, 위장 장애가 있을 때는 음식 섭취에 주의합니다.

✚지방이 많은 음식, 식이섬유가 많이 든 음식은 위 기능이 떨어진 사람에게 제한합니다.

올바른 생활습관

✚ 식사는 되도록 규칙적으로 하고 충분히 씹고 삼킵니다.

✚ 야식과 과식을 피하고 강한 양념이 든 음식을 줄입니다.

✚ 술과 담배는 어떤 경우라도 좋지 않습니다.

✚ 위는 감정에 예민한 장기입니다. 스트레스를 줄이기 위해 노력합니다.

✚ 액상 소화제를 상습적으로 복용하면, 위장 질환의 치료시기를 놓칠 수도 있습니다. 지속적으로 액상 소화제를 찾는다면 반드시 소화불량이나 속쓰림의 원인을 찾기 위해 병원 방문이 필요합니다.

 다시 한 번 정리해드릴게요^^

「까스활명수큐액」은 탄산이 있어 청량감이 있으나 멘톨, 고추틴크, 탄산 때문에 위염, 역류성 식도염이 있는 사람은 주의가 필요합니다. 또 육두구 속 미리스티신이 취한 느낌을 줄 수 있습니다. 한편, 「베나치오에프액」은 탄산이 함유되어 있지 않아 속쓰림, 위벽이 약한 사람에게 무난하게 쓸 수 있습니다.

이 약 같이 먹어도 돼요?

소화
효소제

+ 훼스탈
+ 닥터 베아제

　우리 몸의 소화력이 충분하지 않을 때 소화가 느려집니다. 음식을 분해하는 화학적 소화에 필요한 소화효소를 보충하는 약들을 '소화효소제'로 분류하는데, 소화효소제는 주로 동식물 및 미생물에서 인체 소화효소와 비슷한 물질을 추출한 후 농축해 제조합니다. 음식물에 포함된 3대 영양소 중 탄수화물은 단당류로, 지방은 지방산과 글리세린으로, 단백질은 각종 아미노산의 형태로 분해된 후 흡수되는 것을 돕는 효소들로 구성되어 있습니다.

　「훼스탈플러스」는 전분, 단백질, 지방 소화력을 모두 갖춘 판크레아틴 소화효소가 315mg 들어가 탄수화물 위주의 식사와

101

육류식사로 인한 소화불량에 좋습니다. 판크레아틴 외에도 가스를 제거하는 시메티콘, 채소나 과일 등 섬유소를 분해하는 셀룰라제, 담즙 분비 및 리파아제 활성을 촉진해 기름진 식사 후 소화불량에 쓰는 우르소데옥시콜산이 들어있습니다. 약국에서도 팔고 편의점 안전상비약으로도 판매합니다. 한편, 안전상비약 전용으로 나온 「훼스탈골드」는 「훼스탈플러스」와 동일 성분에 추가로 탄수화물, 단백질, 섬유소에 대한 소화력을 가진 디아스타제 · 프로타제 · 셀룰라제, 지방을 분해하는 리파아제, 단백질을 분해하는 프로자임6가 들어있고 가스 제거 성분인 시메티콘이 2배 더 강화되었습니다.

　판크레아틴 성분은 소 또는 돼지 췌장에서 추출된 효소라서 소고기, 돼지고기에 알레르기 반응인 사람은 주의해야 하며 급성 췌장염, 만성 췌장염 등 환자에게는 금기입니다. 또한 판크레아틴 성분이 구강 노출시 점막 궤양 등 손상을 일으킬 수 있고, 위산에 약한 장용정 형태이기 때문에 씹거나 갈지 않고 그대로 삼켜 복용합니다.

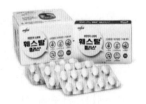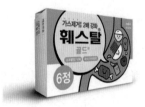

이 약 같이 먹어도 돼요?

「베아제」는 「훼스탈플러스」보다 지방과 단백질을 소화시킬 수 있는 소화효소가 좀 더 다양하게 포함되어 있습니다. 「훼스탈플러스」와 다른 성분으로는 탄수화물, 단백질, 섬유소에 대한 소화력을 가진 디아스타제·프로타제·셀룰라제, 지방을 분해하는 리파아제, 섬유소, 전분, 단백질을 소화시키는 판셀라제, 단백질을 소화시키는 판프로신이 더 들어 있습니다. 한편, 「베아제」보다 더 많이 팔린 **「닥터베아제」**는 탄수화물 소화를 돕는 크리아제PG와 단백질 소화를 돕고 항염작용이 있는 브로멜라인도 추가되었습니다.

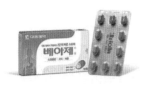 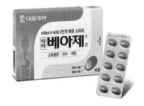

「베아제」와 「닥터베아제」 모두, 제형 자체가 위에서 작용하는 성분은 먼저 위에서 작용해 소화를 돕고, 장에서 작용하는 성분은 장으로 이동해 소화를 돕는 2중 구조입니다. 디아스타제·프로타제·셀룰라제, 리파아제, 판셀라제, 판프로신과 시메티콘, 일부 우르소데옥시콜산은 위에서 작용하고 판크레아틴과 일부 우르소데옥시콜산은 장에서 작용합니다.

이 약 같이 먹어도 돼요?

✦「훼스탈플러스」와「베아제」속 판크레아틴 성분은 소 또는 돼지 췌장에서 추출된 효소라서 소고기, 돼지고기에 알레르기 반응인 사람은 주의해야 하며 급성 췌장염, 만성 췌장염 등 환자에게는 금기입니다.

✦「닥터베아제」에 든 디아스타제는 당뇨병 치료제 아카보즈와 함께 복용시 디아스타제의 효능이 떨어집니다.

✦ 창출, 진피, 계피, 현호색, 아선약, 건강, 회향 등의 생약 성분으로 구성된 액상 복합소화제(「까스활명수큐액」,「베나치오에프액」등)를 함께 복용하면 소화불량 개선에 더욱 도움이 됩니다.

✦ 심한 체기로 구역, 구토를 호소한다면 돔페리돈 성분이 함유된 물약(「크리맥액」,「멕시롱액」등) 추가도 도움이 됩니다.

이 식품이나 영양제 같이 먹어도 돼요?

✦ 지방이 많이 든 음식은 위의 배출기능을 떨어뜨립니다. 소화가 안 될 때는 기름진 음식을 피하세요.

✦ 커피, 녹차 등의 카페인, 알코올, 식초나 맵고 자극적인 음식은 소화불량 상태일 때 드시지 마세요.

✦ 아티초크추출물은 담즙 분비를 촉진해 지방 소화에 도움을 줄수 있으므로 기능성을 인정받은 위 관련 건강기능식품입니다. 담관에 이상이 있는 사람은 의사와 상의 후 섭취해야 합니다.

이 약 같이 먹어도 돼요?

올바른 생활습관

✦ 규칙적으로 식사하고 빨리 먹거나 과식하지 않습니다.

✦ 식사 후에는 바로 눕지 않습니다.

✦ 식후에 급격한 운동은 위 식도 역류를 일으킬 수 있으니 피합니다.

✦ 소화제를 2주 이상 복용하지 말고 지속적으로 불편하면 병원에 내원합니다.

 다시 한 번 정리해드릴게요^^

💊💊 과식을 한 원인이 탄수화물 단백질 위주의 식단이라면 「훼스탈플러스」, 기름진 음식으로 인한 과식이나 윗배가 더부룩하면 위와 장 모두에서 작용하는 「닥터베아제」가 낫습니다. 단 두 약 모두 7세 이하 금기입니다.

종합
위장약

+ 카베진
+ 소하자임

　과식을 했다면 소화제를 찾지만, 식사를 많이 하지도 않았는데 속이 더부룩하고 통증이 있는 경우가 있습니다. 이럴 때는 종합위장약을 통해 증상 개선에 도움을 받을 수 있습니다.

　일본 여행에서 지금도 많이들 사오는 몇 가지 품목 중 이 약이 있습니다. 바로 **「카베진코와알파」**인데 일본에서 개발된 위장약으로, 양배추를 주원료로 만들어졌습니다. 현재 우리나라에서 파는 제품은 일본에서 나오는 「카베진코와알파」와 똑같습니다. 양배추 유래 성분인 메틸메티오닌설포늄염화물(MMSC), 자소엽건조엑스, 당약가루, 스코폴리아엑스3배산, 탄산수소나트륨, 탄산마그네슘, 침강탄산칼슘, 비오디아스타

이 약 같이 먹어도 돼요?

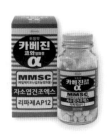

제2000, 리파아제 등이 들어있습니다.

메틸메티오닌설포뉴염화물(MMSC)은 양배추 유래 성분으로 손상된 간 및 위장 점막 보호, 위점막 표층 점액세포 재생 효과가 있습니다. 카베진코와 1정에는 양배추 약 1통 분량의 MMSC 25mg이 함유되어 있어 하루 복용 권장량 성인 기준 6정을 복용하면 양배추 6통을 먹은 효과가 있습니다.

자소엽건조엑스는 위점막 손상 억제를 돕습니다. 당약가루는 고미건위소화제로 간과 위장의 열을 내리고 해독하는 효능이 있습니다. 스코폴리아엑스는 과도한 위장관 운동과 평활근 긴장도를 감소시켜 통증 및 경련을 완화시키고 속쓰림에 동반된 위통을 가라앉힙니다. 그밖에 탄산수소나트륨, 탄산마그네슘, 침강탄산칼슘은 위산을 중화하여 속쓰림, 위통을 줄여주는 제산제 역할을 합니다. 비오디아스타제2000은 소화효소제로 탄수화물과 단백질, 지방의 분해를 촉진하며 소화를 돕습니다.

리파아제는 지방을 분해합니다. 이처럼 생약과 양배추 유래 성분, 진경제, 제산제, 소화효소제가 같이 들어있어 위부팽만감, 위부불쾌감, 위통, 위산과다, 속쓰림, 신트림, 과식, 체함, 소화불량, 소화촉진, 식욕부진, 구역, 구토에 사용됩니다.

단, 성분 중 스코폴리아엑스는 항콜린 작용을 해서 항콜린성 부작용(눈부심, 시야흐림, 입마름 등)이 나타날 수 있습니다. 수유부의 경우, 모유로 이행하여 태아 심장에 문제를 일으키거나 모유 분비가 감소될 수 있어 복용 금기이며, 만7세 이하 어린이도 먹지 않습니다. 이 약은 다량의 우유, 칼슘 제제 병용시 우유 알칼리증후군(고칼슘혈증, 고질소혈증, 알칼리증 등)이 나타날 수 있으며, 고마그네슘혈증환자, 갑상선기능장애환자도 신중히 복용합니다.

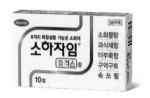

「소하자임플러스」는 디아스타제 · 프로타제 · 셀룰라제, 리파아제, 침강탄산칼슘, 메타규산알루민산마그네슘, 탄산수소나트륨, 감초가루, 스코폴리아엑스, 트리메부틴말레산염이 들어있는 종합위장약입니다.

이 약 같이 먹어도 돼요?

소화효소 작용을 하는 디아스타제 · 프로타제 · 셀룰라제(전분, 단백질, 섬유소 소화), 리파아제(지방 소화)가 들어있습니다. 위산과다로 인한 속쓰림을 개선할 수 있는 제산제도 함유돼 있습니다.

침강탄산칼슘과 메타규산알루민산마그네슘, 탄산수소나트륨은 위산을 중화하고 자극으로부터 위장을 보호하여 속쓰림이나 상복부 통증에 적절합니다. 스코폴리아엑스는 부교감신경 억제 작용을 통해 소화관 평활근을 이완하고 분비를 억제해서 과도한 위장 근육 수축으로 인한 복통을 완화시킵니다. 트리메부틴말레산염은 상 · 하부 위장관의 위장관 운동을 정상화해 복통, 소화불량, 구역 · 구토 등을 완화시킵니다.

스코폴리아엑스의 항콜린 작용으로 인한 입마름, 변비 등이 발생 가능하니 주의합니다. 또한 투석환자와 15세 미만은 「소하자임플러스」 복용 금기입니다.

이 약 같이 먹어도 돼요?

✚ 「카베진코와알파」, 「소하자임플러스」 두 약 모두에 든 스코폴리아엑스 성분은 항콜린성 물질입니다. 항히스타민제, 삼환계 항우울제, 과민성 방광이나 요실금 증상 치료제 중 일부, 항정신병 약물 중 일부, 페노치아진계 약물, MAO 저해제와 같은 항콜린성

약물과 동시에 복용하면 항콜린 이상반응(배뇨곤란, 변비, 심박수 증가, 입마름, 시야 흐림 등)이 더 심해질 수 있습니다.

✚ 두 약 모두 칼슘염, 마그네슘염과 같은 무기질염은 테트라사이클린 계열 항생제, 퀴놀론계 항생제 등과 착화합물을 형성해 흡수 저해 및 약효 감소의 위험이 있으니, 항생제 복용시 이 약과 시간차를 두고 복용합니다. 위의 산도에 따라 흡수율이 달라지는 아졸계 항진균제, 특정 항바이러스제, 철분제 등과도 시간 간격을 두는 것이 좋습니다.

✚ 「소하자임플러스」에 든 디아스타제는 당뇨병 치료제 아카보즈와 함께 복용시 디아스타제의 효능이 떨어집니다.

이 식품이나 영양제 같이 먹어도 돼요?

✚ 「카베진코와」는 다량의 우유, 칼슘제제 병용시 우유 알칼리증후군(고칼슘혈증, 고질소혈증, 알칼리증 등)이 나타날 수 있습니다.

✚ 두 약 모두 제산제 성분이 들어있어, 제산제 장기복용 시 산성 환경에서 흡수되는 여러 영양소가 제대로 흡수되지 못해 칼슘 등 미네랄과 여러 비타민이 결핍되기 쉽습니다.(칼슘, 마그네슘, 철분, 아연 등 미네랄과 비타민B1, B9, B12, 베타카로틴, 비타민D 등)

올바른 생활습관

✚ 위에 자극을 줄 수 있는 강한 향신료나 카페인 등의 섭취는 삼 갑니다.

✚ 이 약들은 영양제가 아니니 습관적으로 복용하지 말고 필요한 경우에만 복용합니다.

✚ 식사는 규칙적으로 하고 과식과 취침 전 음식 섭취를 지양합니다.

 다시 한 번 정리해드릴게요^^

💊💊 「카베진코와알파」, 「소하자임플러스」 두 약 모두 진경제, 제산제와 소화효소제가 같이 들어 위부팽만감, 위부불쾌감, 위통, 위산과다, 속쓰 림, 신트림, 과식, 체함, 소화불량, 소화촉진, 식욕부진, 구역, 구토에 사용 합니다. 「카베진코와알파」는 양배추 유래 성분(MMSC) 때문에 손상된 간 및 위장 점막 보호, 위점막 표층 점액세포 재생 효과가 있다는 것이 차이 점입니다.

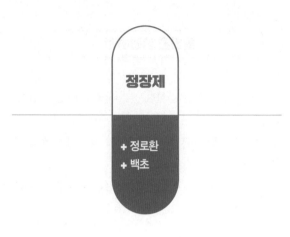

정장제

+ 정로환
+ 백초

    설사의 의학적 정의는 대변 중량이 하루 200g 이상인 경우 혹은 대변이 비정상적으로 묽거나 배변 횟수가 많은 경우입니다. 바이러스나 세균 감염, 염증성 장질환, 상한 음식, 특정 약물, 스트레스, 면역질환, 수분 흡수 이상 등 다양한 원인으로 발생합니다. 설사 증상이 2주 이내는 급성 설사, 2주 이상은 만성 설사로 분류하는데 일반의약품으로 증상을 완화시킬 수 있는 것은 급성 설사의 경우입니다. 단, 이때에도 손발이 차갑고 물도 먹기 힘든 탈수 상태가 지속된다면 반드시 병원 진료를 권유합니다.

    「**정로환에프정**」은 구아야콜, 감초가루, 황련가루, 황백엑스

이 약 같이 먹어도 돼요?

산, 진피건조엑스 등으로 이루어진 생약제제로 일본 다이쿄신약의 조성을 동성제약에서 가져와 1972년 우리나라에서도 출시했습니다. 원래 정로환에는 살균, 방부, 살충 효과를 보이는 크레오소트라는 성분이 들어가 있었는데 간, 신장, 피부 등에 대한 유해성 논란과 발암물질 이슈가 있어 현재는 이 성분은 제품에서 빠졌습니다. 아직도 온라인 뉴스에 '정로환 먹으면 암 걸린다' 등의 잘못된 정보가 떠돌기도 하는데 사실이 아닙니다.

살균력, 위장안정 효과의 구아야콜, 복통을 완화하는 감초, 항균 및 항염 효과가 있는 베르베린을 함유한 황련, 소화액 분비를 돕고 살균 작용을 갖는 황백, 그리고 복부팽만을 완화해 소화를 돕는 진피가 주성분입니다. 이러한 생약 성분들은 염증과 위장 운동을 조절해 복통이 있는 설사, 잔변감 있는 설사 등에 효과가 좋습니다. 단 위장 운동이 저하되어 나타나는 설사나 만성 설사에는 도움이 되지 않습니다.

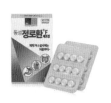 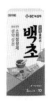

「백초시럽플러스」는 아선약20%에탄올추출액(1→2.5), 용담

에탄올추출액(1→0.88), 인삼유동엑스, 육계70%에탄올틴크, (1→5), 황금연조엑스(2.5→1), 황련·황백50%에탄올추출액 (1→2.5), 감초엑스 등이 든 생약제제입니다. 설사에도 쓰이지만 복부팽만, 위부팽만, 과식, 구역, 구토, 정장, 장내 이상 발효 등에도 쓰이는 소화 정장제로 아이들이 있는 집에 상비약으로 두어서 유소아용이라 생각하기 쉬우나(1세 이상 복용 가능) 효능 면에서 성인들에게도 좋은 선택이 될 수 있습니다.

아선약은 열을 내리는 찬 성질을 가져 위장관 내 자극을 줄여주고 염증을 완화하며 수렴, 지사, 항염증 효과가 있습니다. 용담은 간의 열을 내리며 담즙 분비를 촉진하며 위와 장의 운동기능을 높입니다. 인삼은 소화, 흡수 기능을 개선시켜 원기를 보충하며 위장관 기능을 강화합니다. 육계는 혈액순환을 촉진시키며, 황금은 항염증 효과를 나타냅니다. 「정로환에프정」에도 든 황련과 황백은 열이 동반되는 설사에 도움이 되며 주성분인 베르베린의 항균 활성을 보여 감염성 설사에 효과가 있습니다. 역시 「정로환에프정」에도 든 감초는 항염작용, 위산분비 억제, 위점막 보호 성분입니다.

이러한 성분들이 배합되어 위장관 염증으로 인한 복통, 기름진 음식 과식 후 더부룩한 복통, 잔변감 있는 설사, 여름철 상한 음식이나 여행 물갈이 때문에 배가 아프면서 설사를 할 때 등에 효과를 볼 수 있습니다.

이 약 같이 먹어도 돼요?

이 약 같이 먹어도 돼요?

✦ 「백초시럽플러스」는 칼륨함유제제, 감초함유제제, 글리시리진산 혹은 그 염류함유제제, 루프계 이뇨제(푸로세미드, 에타크린산) 혹은 티아자이드계 이뇨제(트리클로르메티아지드)와 함께 복용시 위알도스테론증이나 저칼륨혈증으로 인한 근육병증이 나타나기 쉬우니 신중하게 복용합니다.

이 식품이나 영양제 같이 먹어도 돼요?

✦ 설사의 원인이 대장 내 유해 세균인 경우가 있으므로 유해 세균과의 균형을 맞출 수 있는 유익균의 복용, 즉 프로바이오틱스를 함께 복용하는 것이 좋습니다.

✦ 설사 치료에 가장 기초는 수분과 전해질 보충입니다. 보리차 등을 자주 복용하거나 전해질 보급제를 복용합니다. 경구용 수분 보충제는 물 1리터에 소금 반 티스푼, 설탕 여섯 티스푼을 녹여 만들 수 있으며, 시판 이온 음료는 전해질 보충으로 적절하지 않습니다.

✦ 설사를 악화시킬 수 있는 카페인 함유 음료나 조리하지 않은 날음식, 자극성이 강한 음식은 섭취를 피합니다.

올바른 생활습관

✦ 설사가 있다면 기름기 있거나 섬유질이 많은 음식은 피하고 무른 밥, 된장국 등 부드러운 음식으로 가볍게 식사합니다.

✚ 세균 감염으로 인한 설사의 경우 또 다른 감염을 예방하기 위해 손씻기 등 개인위생에 신경씁니다.

✚ 지사제는 일반적으로 설사의 원인 치료보다는 증상을 개선시키는 증상 완화제입니다. 고열이 동반되는 설사나 소화불량, 혹은 너무 오래 증상이 지속되는 경우, 약을 먹어도 전혀 차도가 없는 경우에는 다른 질환이 원인일 수 있으므로 병원 진료를 고려합니다.

 다시 한 번 정리해드릴게요^^

💊 「정로환에프정」, 「백초시럽플러스」 모두 정장제로 분류되며, 장내 항균 및 위장 운동을 조절해 복통이 있는 설사에 사용하는 생약제제입니다. 단, 「정로환에프정」은 만 8세 이상 복용 가능하며 「백초시럽플러스」는 1세 이상이 복용 가능하나 부득이한 경우를 제외하고 만 1세 이하의 어린이는 병원 진료를 우선시 합니다. 「백초시럽플러스」는 설사에도 쓰이지만 복부팽만, 위부팽만, 과식, 구역, 구토, 정장, 장내 이상 발효 등에도 쓰입니다.

이 약 같이 먹어도 돼요?

변비약

+ 둘코락스
+ 메이킨큐

　변비는 많은 이들이 대수롭지 않게 여겨서인지, 변비가 생겨도 병원 진료보다는 약국에서 판매하는 일반의약품을 더 많이 찾습니다. 변을 보기 힘들고, 변 자체가 단단하며 양이 적고, 용변 후 잔변감이 있다면 변비라고 하는데요. 섬유질이 적은 식사와 스트레스 등 식사습관과 생활습관이 원인인 경우가 많습니다. 약국 변비약 중 가장 먼저 권유되는 것은 팽창성 하제, 즉 대장에서 수분을 흡수해 변량을 증가시키는 제품인데요. 차전자피를 함유한 「아락실」이 대표적이지만, 최근 일반의약품 변비약은 가장 강력한 성분으로 알려진 비사코딜 성분이 주로 든 자극성 하제들이 인기입니다.

117

「둘코락스에스」는 대장을 자극해 장 운동을 촉진시켜 변비를 치료하는 자극성 하제인 비사코딜 성분과 변을 부드럽게 만들어주는 배변 연화제인 도큐세이트가 함께 든 복합제입니다. 자극성 하제인 비사코딜 성분은 복용 후 6~12시간 이내에 빠르게 작용해 신속하게 증상을 개선시키는 장점이 있으나 대장 내 수분과 전해질 흡수를 방해하고, 장 점막과 대장을 직접 자극해 강제로 배변을 일으키다 보니 심한 복통, 복부 불쾌감 등을 유발합니다. 효과가 좋아 자주 복용하면 장이 자극에 둔해져 같은 양을 먹으면 배변이 되지 않아 복용량이 늘면서 부작용도 증가합니다. 장기간 사용시 반동성 변비, 대사성 알칼리증, 전해질 이상, 대장 흑색종 등이 보고된 바 1주일 후에도 증상이 개선되지 않으면 복용 중지 후 전문가와 상담하세요.

성분 중 배변 연화제 도큐세이트는 장기간 복용시 지용성 비타민의 흡수를 저해합니다.

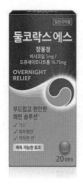
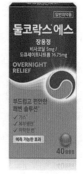

이 약 같이 먹어도 돼요?

「둘코락스에스」는 장용정 형태로 장에서만 작용하도록 코팅이 되어, 씹어 먹거나 잘라 먹지 말고 알약 그대로 다량의 물과 함께 복용합니다. 또 약물 복용 1시간 이내에는 우유나 제산제 등 알칼리성 음식 또는 약의 섭취를 피합니다. 알칼리성 음식이나 약은 「둘코락스에스」가 장에 도달하기 전에 식도나 위에서 녹도록 만들기 때문입니다. 취침 전 복용하면 약 8시간 후 장운동이 활발해져 아침이나 낮에 배변 활동을 할 수 있습니다.

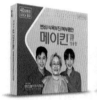

「메이킨큐」는 「둘코락스에스」와 공통적으로는 자극성 하제인 비사코딜 성분과 변을 부드럽게 만들어주는 배변 연화제인 도큐세이트가 들어있습니다. 다른 성분으로는 담즙 분비를 촉진해 장관 경직 증상을 완화하는 UDCA, 대장에 자극을 주어 연동운동 기능을 촉진하는 역할을 하는 카산트라놀이 들어있습니다. 앞선 「둘코락스에스」에 든 성분인 비사코딜과 도큐세이트가 공통으로 들어가 주의사항은 같습니다. 장기간 사용시 반동성 변비, 대사성 알칼리증, 전해질 이상, 대장 흑색종 등의 위험이 있으니 1주 이상 복용하지 않습니다. 장용정 형태로 장에서만 작용하도록 코팅이 되어, 씹어 먹거나 잘라 먹지 말고 알약 그대로 다량의 물과 함께 복용합니다. 또 약물 복용 1시간 이내에는 우유나 제산제 등 알칼리성 음식의 섭취를 피합니다.

이 약 같이 먹어도 돼요?

✚ 급성 복부질환자나 장폐색 환자는 복용 금기입니다.

이 식품이나 영양제 같이 먹어도 돼요?

✚ 아침 공복에 프로바이오틱스 제품 섭취는 변비에 도움이 됩니다. 유산균은 유당을 분해해 젖산과 초산 등을 분비하고, 이들이 장벽을 자극해 대장의 연동운동을 촉진하고 정상적 배변을 유도합니다.

✚ 「둘코락스에스」, 「메이킨큐」 두 약 모두에 든 비사코딜 성분은 비타민B3, 비타민D, 칼슘, 칼륨을 고갈시킵니다. 장기간 복용시 비타민과 미네랄의 부족이 생깁니다.

✚ 두 약 모두에 든 도큐세이트 성분은 장기간 복용시 지용성 비타민(비타민A, D, E, K 등)의 흡수를 저해합니다.

올바른 생활습관

✚ 변의(배설욕구)를 느끼면 참지 않고 화장실에 바로 갑니다.

✚ 세계보건기구(WHO)에 따르면 하루 1.5~2리터의 물을 권장합니다. 충분한 수분섭취, 운동 등 생활습관 개선이 제일 중요합니다. 보통은 충분한 식이섬유 섭취도 권하나 경련성으로 복통이 함께 있는 변비 환자의 경우 장을 자극하는 섬유질보다 소화가 잘되는 음식 위주로 식사합니다.

✚ 자극성 변비약은 필요할 때만, 연속 7일 이내로 단기 복용합니다. 같은 약을 먹고도 예전보다 효과가 부족하다고 느껴 마음대로 복용량을 늘리면 안 됩니다. 변비는 대장암, 직장암, 췌장암 등 각종 중증 질환의 신호이기도 하니 지속적인 변비는 병원 방문을 권합니다.

 다시 한 번 정리해드릴게요^^

 「둘코락스에스」, 「메이킨큐」 모두 자극성 하제로 분류되는 변비약입니다. 효과는 빠르지만 자주 복용하면 장이 자극에 둔해져 같은 양을 먹어도 배변이 되지 않아 복용량이 늘면서 부작용도 증가합니다.

〈이건뭐약〉

약때문에위장장애나설사, 변비가올수도있나요?

네! 위장과 대장에서 불편함을 유발하는 약들이 있습니다. 최근
들어 갑자기 소화불량이 생겼다거나 설사 또는 변비가 심해졌다면
복용하고 있는 약을 확인해보세요.

- 위장장애를 일으키는 약물

위장장애를 일으키는 가장 대표적인 약은 비선택적 비스테로이드
성 소염진통제(Non-selective NSAIDs)입니다. 1장에서 보았던 이
부프로펜, 나프록센 성분 등 우리가 흔히 아는 소염진통제들도 여기
속합니다. 이들은 위점막에 직접 자극도 가하지만, 위점막을 보호하
는 프로스타글란딘이라는 물질의 생성을 차단해 위장 불편함을 일
으킵니다. 또한 해열진통소염 효과와 더불어 혈전의 예방과 치료 작
용이 있는 아스피린(아세틸살리실산 성분)도 높은 빈도로 위장장애
를 일으킵니다. 한편 선택적 비스테로이드성 소염진통제(Selective
NSAIDs)인 쎄레브렉스캡슐(세레콕시브 성분)의 복용도 이러한 위
장장애를 일으키기 쉽습니다.

따라서 해열진통소염제류의 약은 될 수 있으면 빈속에 먹지 말고,
위장이 평소 안 좋다면 식사 후 바로 드시되 물도 많이 드셔야 합니
다. 병원에서 해열진통소염제를 처방할 때 대부분 위장약을 함께 처
방해주는 이유도 이러한 위장장애 때문입니다. 단, 「타이레놀」(아세
트아미노펜 성분)의 경우 이런 위장 관계 부작용이 적다고 알려져
빈속에도 복용 가능합니다.

또 코르티코스테로이드제제, 염화칼륨제제, 황산제일철제제, 경구용 비스포스포네이트제제, 아스코르브산 등 비타민C, 선택적 세로토닌 재흡수 억제제, 일부 항생제(테트라사이클린, 클린다마이신, 에리스로마이신 등), 클로피도그렐, 설파살라진, 발프로산, 퀴니딘 성분 등도 이런 위장관 부작용의 발생 빈도가 높습니다.

- 설사나 변비를 일으키는 약물

설사나 변비 등 대장에서 문제를 일으키는 약들도 있습니다.

비스테로이드성 소염진통제(NSAIDs)와 항생제(암피실린, 세팔로스포린, 테트라사이클린, 클린다마이신 등), 항암용 화학요법제, 마그네슘 함유 제산제, 변비약, 일부 고혈압약(디곡신 성분, 이뇨제 성분, 베타차단제 성분), 테오필린, 갑상선 호르몬, 알프라졸람, 발프로산, 리튬, 플루옥세틴 등 정신신경계 약물 등은 설사를 유발할 수 있습니다. 또한 지질강하제 성분 중 클로피브레이트, 로바스타틴, 젬피브로질 등도 설사를 유발합니다.

한편, 여러 번 소개한 항콜린약물은 부교감 신경을 억제해 소화관 운동을 저하시킵니다. 종합감기약, 비염약, 파킨슨약, 삼환계 항우울제 등에 많이 들었습니다. 그밖에도 철분제, 칼슘제, 제산제, 코데인이나 히드로코데인 등의 마약류는 변비를 일으키기 쉽습니다.

모든 약물은 부작용의 위험이 있습니다. 단 사람마다 개인차가 있어서 어떤 사람은 전혀 증상이 없는가 하면 어떤 사람은 증상이 심하게 나타납니다. 위와 대장에서 문제를 일으킬 위험이 있는 일반의약품으로 약국에서 쉽게 사 먹는 다빈도 약에는 진통제와 제산제가 포함되어 있습니다. 약은 꼭 필요할 때만 복용하고 오남용하지 말아야 하는 점, 잊지 마세요.

PART 04

기력충전,
마음안정

영양제 사러 어디로 가세요? 조금만 검색해도 정보가 넘치는 온라인 세상입니다.
스스로 판단하고 쉽게 인터넷으로 영양제를 구매하는 경우가 많아졌습니다.
영양제와 건강기능식품이 동일한 용어라고 많이들 생각하지만,
사실 영양제는 여러 종류가 있습니다.
다 같이 영양제라고 불리지만 약국에서만 파는 일반의약품,
약국 외에서 판매 가능한 의약외품, 건강기능식품, 기타가공품 등이 있습니다.
이 중 약국에서만 살 수 있는 일반의약품 영양제는
질병의 치료, 예방을 위해 약효가 보장되기 때문에,
무엇을 먹어야 할지 잘 모르겠다면 약국에서 약사님과 정확한 상담을 통해
영양제를 구입하는 것이 좋습니다.
이번 장에서는 약효가 보장된 일반의약품 영양제와 기력 회복을 위한 일반의약품,
마음을 안정시키기 위한 스테디셀러 제품도 알아봅니다.
영양제에 대한 더 자세한 사항은
제 책《현직 약사가 알려주는 영양제 특강》을 읽어보셔도 좋겠습니다.

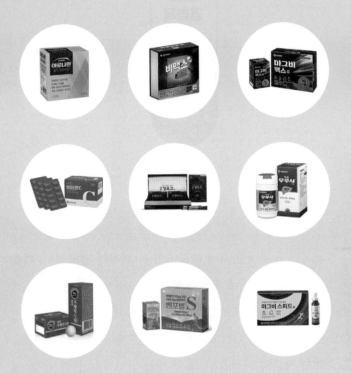

**종합
영양제**

+ 아로나민
+ 비맥스
+ 벤포벨S

영양제도 유행처럼 특정 제품이 뜨는 경우가 있습니다. 대표적으로 TV 광고나 홈쇼핑을 통해 한때 크릴오일이 유행했는데 건강기능식품도 아니고 혈행 개선 효과도 없는 것으로 밝혀져 논란이 되었습니다.(2024년 현재 크릴오일 제품 중 기능성을 인증받은 제품이 나왔는데, 혈행 개선이 아니라 관절 건강, 체지방 감소 기능성 영양제입니다)

이런 영양제의 유행과 관계없이 꾸준히 팔리고 있는 제품은 종합영양제로, 우리 몸에 필요한 비타민이나 미네랄 성분이 들어있는 영양제입니다. 저는 종합영양제 중 비타민B군이 고함량으로 들어간 약국용 제품을 추천합니다. 비타민B군 영양제는 피로를 자주 느끼는 성인, 수험생, 만성질환으로 약을 드시는 분들에게 꼭 필요한 성분입니다. 부족시 만성 피로, 구내염, 신경통 등이 생길 수 있습니다. 인터넷으로도 살 수 있는 종합영양제를 굳이 약국에서 사라고 하는 이유는, 온라인에서 사는 제품보다 활성형 비타민의 함량이 높은 제품이 약국에 더 많기 때문입니다. 일반 비타민이 우리 몸에서 사용되기 위해 대사과정을 거쳐야 한다면, 활성형 비타민은 체내에서 바로 사용될 수 있는 형태로 넣어주거나, 흡수율과 생체이용률을 높인 형태입니다.

「**아로나민**」은 1963년부터 판매되기 시작해 누적 판매량 90억 정을 넘었고, 「**아로나민골드**」를 한 줄로 세우면 지구 세바퀴반을 돌 수 있는 양이라고 합니다. 그 외에도 「아로나민골드프리미엄」, 「아로나민씨플러스」 등 다양한 제품군을 갖추고 있습니다. 「아로나민골드」는 일본 다케다약품이 처음 개발한 알리티아민 성분을 변형시킨 푸르설티아민을 주성분으로 한 최초의 활성비타민입니다. 푸르설티아민은 혈액뇌장벽(Blood Brain Barrier)을 통과할 수 있어 뇌에 비타민B1을 공급한다고 알려져 있고, 아직 뇌 기능에 특정한 영향을 미치는지 다 밝혀지지 않았으나 심장근육의 수축을 돕는 효과가 있다고 합니다. 활성형이 아닌 일반 비타민B1은 티아민이라고 부르는데 워낙 체내 이용률이 낮아 활성형으로 먹는 것이 좋습니다. 「아

127

로나민골드」에는 푸르설티아민 외에도, 비타민B2의 활성형인 리보플라빈부티레이트, 비타민B6의 활성형인 피리독살포스페이트수화물, 비타민B12의 활성형인 히드록소코발라민아세트산염, 그 외 비타민E, 비타민C가 들어있습니다. 「아로나민골드」에서 아쉬운 점은 비타민B군 영양제라 통칭하면, 비타민B1, 비타민B2, 비타민B3, 비타민 B5, 비타민B6, 비타민B7, 비타민 B9, 비타민B12 등 8가지를 같이 묶어서 일컫는데, 「아로나민골드」는 활성형 비타민B 4종만 들어있고, 그마저도 비타민B1의 활성형인 푸르설티아민만 최적량(부작용은 적고 효과가 많이 나타나는 양)이 들어있습니다. 한편, **「아로나민골드프리미엄」**은 활성형비타민으로 B1, B2, B6, 활성형은 아니지만 비타민B3, B5, B7, B9, B12를 넣어 8가지 비타민B를 채웠습니다. 여기에 마그네슘과 비타민D도 일부 들어있습니다.

비타민B군은 수용성이라서 소변으로 배출되며, 복용 후 황금색 소변을 본다면 비타민B2 때문이니 안심하고 드셔도 됩니다. 비타민B 고함량 제품은 사람에 따라 메스꺼움, 홍조 등이 나타날 수 있으며 비타민B군 특유의 냄새가 나서 먹기 힘들다는 분도 있으니 자기 몸 상태에 맞게 복용합니다.

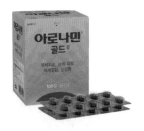
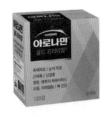

「**비맥스**」도 다양한 제품군을 가지고 있습니다. 「**비맥스메타**」
는 고함량 비타민B와 셀레늄, 아연, 마그네슘, UDCA 등 다양
한 성분을 포함한 종합비타민입니다. 「아로나민골드」가 비타
민B1의 활성형으로 푸르설티아민이 들어있다면, 이 제품은 벤
포티아민과 비스벤티아민이라는 비타민B1의 활성 형태가 들
어있습니다. 벤포티아민은 비타민B1 보충은 물론 치매 예방과
당뇨 관리에 도움이 된다는 연구들이 발표되었습니다. 비스벤
티아민은 신경통, 관절통 등 통증 완화에도 도움이 됩니다. 비
타민B1 외에는 모두 비활성 형태로 들어있으나 비타민B군 함
량이 전반적으로 높은 편이라 피로회복이나 체력 저하, 신경
통, 관절통 등 다양한 경우에 좋습니다.

비맥스 시리즈에서 가장 최근에 나온 「**비맥스제트**」는 비타민
B1 활성형으로 벤포티아민과 비스벤티아민, 비타민B2의 활성
형인 리보플라빈부티레이트, 비타민B6의 활성형인 피리독살
포스페이트수화물, 비타민B12의 활성형인 메틸코발라민이 들
어있습니다. 그 외에도 다양한 미네랄과 이노시톨, 콜린타르타

르산염, 타우린 등 여러 성분들이 골고루 높은 함량으로 들어 있습니다. 노년기가 되면서 손발이 저리고 쑤시고, 무릎이 쑤시는 등의 신경계 불편 증상이 증가하는데 이는 신경 비타민으로 불리는 비타민B12 부족에 기인합니다. 이러한 신경 증상의 완화를 위해 활성형인 메틸코발라민이 고함량(1mg) 들어있는 것이 특장점입니다. 「아로나민골드」보다 더 강력한 비타민B 고함량 제품이라 두통, 위장장애, 메스꺼움, 홍조 등이 나타날 우려가 더 크기 때문에 무턱대고 남들이 좋다는 이유로 고함량 제품을 복용하면 안 됩니다. 혹시라도 이런 증상이 나타난다면 복용을 중단하고 비타민B 함량이 보다 낮은 제품으로 바꿔서 복용해 보세요. (「비맥스에버」, 「메가트루골드」 등 50세 이상을 대상으로 한 제품들도 따로 나오는데, 비타민B 함량이 너무 높지 않고 다양한 영양소가 든 종합영양제라 나이 관계없이 위장 상태에 따라 선택 가능합니다)

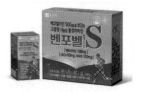

「벤포벨」도 다양한 제품군을 가지고 있으며, 최근에 나온 「벤

이 약 같이 먹어도 돼요?

「포벨S」는 고함량 비타민B와 아연, 마그네슘, UDCA, 타우린, 이노시톨 등 여러 성분을 포함한 종합비타민입니다. 「비맥스」 제품류와 마찬가지로 벤포티아민과 비스벤티아민이라는 활성형 성분이 들어있습니다. 비타민B12의 활성형인 메틸코발라민이 들어있어 신경계통의 통증을 염두에 두고 만든 고함량 기능성 비타민입니다.

이 약 같이 먹어도 돼요?

✚ 위산억제제는 일부 비타민B(B1,B9,B12)를 부족하게 만듭니다. 즉, 이런 영양소들을 더 보충해야 한다는 의미입니다.

✚ 알루미늄 혹은 마그네슘 성분 제산제는 일부 비타민B(B1,B9)를 부족하게 합니다.

✚ 아스피린, 이부프로펜, 나프록센 등 진통제 일부는 비타민B9(엽산)을 고갈시킵니다.

✚ 항생제와 경구 피임약은 비타민B(B1,B2,B3,B6,B7,B9,B12)를 부족하게 만듭니다.

✚ 파킨슨에 먹는 레보도파 제제는 위의 종합영양제들과 같이 먹지 않습니다.

✚ 비타민B2 때문에 소변을 황색으로 변하게 하여 임상 검사치에 영향을 줄 수 있지만, 인체에 무해하니 안심하세요.

이 식품이나 영양제 같이 먹어도 돼요?

✦ 피로회복을 위해 종합영양제를 보충한다면 비타민C, 마그네슘, 오메가3지방산, 인삼과 홍삼 등을 같이 복용해도 좋습니다. 하지만 체질에 따라 인삼과 홍삼이 맞지 않는 경우도 있습니다.

✦ 종합영양제에 든 수용성 비타민 성분들(비타민B군 등)은 과도한 알코올 섭취, 다량의 카페인 섭취, 장기간의 이뇨제 복용, 지속적 설사시 흡수를 방해받고 배설도 증가합니다.

✦ 중장년층과 노년층의 경우 칼슘이나 비타민D, 항산화 비타민(비타민C, 비타민E 등)의 보충이 더 필요한 것으로 알려져 있습니다. 종합영양제에는 칼슘같은 미네랄이나 항산화제가 부족한 경우가 많으니 따로 추가해 보충하는 것도 좋습니다.

올바른 생활습관

✦ 종합영양제는 평소 식사가 부실하거나 입맛이 없어 끼니를 자주 거르는 분께 권합니다. 반면, 평소 식사는 잘하나 피로감이 높다면 비타민B1, B2, B3, B5, B6 등이 50mg 이상 들어있는 고함량 비타민B군이 더 들어간 제품을 추천합니다. 비타민B 제품은 하나씩 따로 보충하는 것보다는 같이 그룹으로 보충하는 것이 낫습니다. 단, 고함량의 비타민B군은 위장장애를 유발할 수 있습니다. 평소 위장장애가 있다면 이 함량을 50mg 이하로 낮춘 실버 전용 제품을 드세요.

✦ 섭취 시간은 하루 1알만 드신다면 오전, 하루 2알을 먹어야 한

다면 한꺼번에 2알보다는 아침 1알, 저녁 1알이 더 좋습니다. 비타민B군은 일정량 이상은 흡수되지 않고 배설되는 수용성이기 때문입니다.

 다시 한 번 정리해드릴게요^^

「아로나민골드」, 「비맥스메타」, 「벤포벨S」 세 가지 모두 활성형 비타민을 함유한 약국용 종합영양제입니다. 「아로나민골드」는 비타민B1의 활성형이 푸르설티아민이고, 「비맥스메타」와 「벤포벨S」는 벤포티아민과 비스벤티아민이라는 활성형 성분이 든 것이 차이점입니다. 또한 「벤포벨S」는 비타민B12의 활성형인 메틸코발라민이 들어있어 신경계 통증에도 도움이 됩니다.

**마그네슘
복합제**

+ 마그비맥스
+ 마그비
  스피드

　마그네슘은 세포 안 다양한 화학반응에서 중요한 역할을 합니다. 변비가 생겼을 때 하제, 제산제 역할, 근육의 수축 및 이완, 두통 및 근육통 완화, 눈 떨림 완화, 우울, 불면증에도 효과가 있습니다. 마그네슘이 떨어지면 초기에는 식욕 부진, 구토, 피로 및 쇠약을 경험하고 더 심하게 결핍되면 목 뒤 근육이 뻣뻣해지면서 어깨도 무거워 근육통이나 두통, 비정상적 심장박동도 생길 수 있습니다.

　이 장에 소개하는 마그네슘제는 엄밀히 마그네슘 단독성분이 아닙니다. 종합영양제에 마그네슘이 든 경우 대부분은 그 양이 많지 않습니다. 때문에 피로회복과 근육경련 둘 다 해소를 원하는 사람들이 찾는 제품이 아래 제품들입니다.

「**마그비맥스연질캡슐**」은 비타민B1의 활성형인 벤포티아민과 비타민B2, B3, B6, B12감마오리자놀, 비타민E, 산화마그네슘이 한 알에 들어있고 하루 두 번 먹습니다. 벤포티아민은 각기병 예방, 눈의 피로, 신경통, 근육통, 관절통, 요통, 어깨결림 등을 완화하고, 비타민B2와 비타민B6은 구각염, 구순염, 구내염, 설염, 습진, 피부염에 효과가 있습니다. 여기에 마그네슘 결핍으로 인한 근육경련에 사용되는 마그네슘이 들어가 눈 떨림이나 근육이 쑤시고 저릴 때 도움이 됩니다.

마그네슘을 먹어도 눈 떨림이 해소되지 않는다는 분들이 계시는데, 충분한 양을 드시지 않았기 때문입니다. 근육경련에 도움이 되는 약국용 일반의약품으로 허가받으려면 마그네슘으로 280mg 이상 들어가야 합니다. 약국에서 파는 「마그비맥스연질캡슐」 같은 마그네슘 함유 제제는 두 알 복용시 마그네슘으로 422mg이 들어 근육경련에 도움이 됩니다. 하지만 건강기능식품으로 나오는 마그네슘 영양제는 94.5mg 이상 들어가면 마그네슘이 든 것으로 표시 가능합니다. 건강기능식품인 마그네슘제는 근육경련을 해소하려면 한 알이 아닌 여러 알을 드셔야 할 수도 있다는 뜻입니다. 근육경련 해소가 주 목적이라면 영양제 속 마그네슘의 함량을 주의 깊게 보세요. 일 최대 350mg이 마그

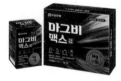

네슘 상한 섭취량(인체 건강에 유해한 영향을 나타내지 않는 최대량)인데요. 「마그비맥스」의 마그네슘 양은 최적 섭취량 (부작용 없이 효과가 많이 나타나는 양)을 기준으로 설계된 것으로 보입니다. 《Prescription for Nutritional Healing》에 나온 마그네슘의 최적량은 420mg입니다. 마그네슘 함유 제제는 과량 복용시 설사를 유발할 수 있고 개인차가 있을 수 있습니다.

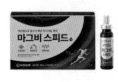

「마그비스피드액」은 비타민B2, 비타민B3, 비타민B6이 들었고 글리세로인산마그네슘 이라는 흡수율을 높이고 위장 장애는 줄인 마그네슘 성분이 들어가 있습니다. 하루 2포를 복용하면 마그네슘으로 300mg을 보충할 수 있습니다.

이 약 같이 먹어도 돼요?

✚ 「마그비스피드액」은 몸살감기가 시작될 때, 갈근탕이나 소염진통제 등과 같이 복용하면 더 빨리 증상 완화에 도움이 됩니다.
✚ 이뇨제, 위산억제제, 피임약 등을 복용하면 마그네슘 결핍을 초래할 수 있어, 마그네슘 보충이 더 필요합니다.
✚ 인산염, 칼슘염, 제산제, 경구용 테트라사이클린계 제제, 파킨슨에 먹는 레보도파 제제와 마그네슘 복합제를 같이 복용하지 않습니다.
✚ 비타민B2 때문에 소변을 황색으로 변하게 하여 임상 검사치에 영향을 줄 수 있지만 인체에 무해합니다.

이 식품이나 영양제 같이 먹어도 돼요?

✦ 홍차나 녹차의 탄닌 성분과 마그네슘은 착이온을 형성해, 마그네슘의 흡수율을 낮출 수 있습니다. 홍차나 녹차 섭취시 마그네슘 복용과 시간차를 둬야 한다는 뜻입니다.

✦ 마그네슘은 다량의 우유나 칼슘과 함께 복용시 알칼리 증후군을 일으킬 수 있어 같이 섭취는 피합니다.

올바른 생활습관

✦ 마그네슘은 변비 완화, 눈떨림 완화, 제산제 역할 등 다양한 증상에 쓰일 뿐 아니라, 우울증, 불면증 등에도 사용합니다. 신경안정을 위해 복용할 경우 저녁이나 자기 전에 복용하세요.

✦ 근육경련 완화를 위해서 마그네슘으로 280mg 이상을 추천하지만, 개인에 따라 100mg에서도 설사를 하는 경우가 있으니 자신의 장 상태를 살피고 복용하세요.

 ## 다시 한 번 정리해드릴게요^^

🔵🔵 「마그비맥스연질캡슐」, 「마그비스피드액」 두 약 모두 마그네슘이 근육경련에 도움이 될 수 있는 양만큼 들어가 있지만, 「마그비맥스연질캡슐」은 다른 종합영양제를 먹지 않으면서 피로와 근육경련 완화를 모두 원하는 사람에게 좋고, 「마그비스피드액」은 흡수가 빨라, 빨리 피로나 근육경련을 해소하고 싶은 사람에게 좋습니다.

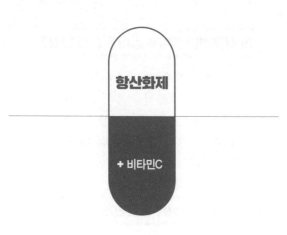

항산화제

+ 비타민C

비타민C는 우리 몸에서 합성되지 않기 때문에 외부에서 섭취해 보충이 필요한 비타민입니다. 감기 예방, 항염증 기능, 항산화제 기능, 콜라겐 생합성의 조효소, 아드레날린 합성 조효소, 동맥경화 예방, 면역력 강화 등 다양한 작용을 합니다.

가루, 알약, 캡슐 형태 등 다양한 형태의 비타민C 제품이 유통되고 있는데, 약국에서만 파는 것도 있고 마트나 온라인에서 파는 제품이 있습니다. 온라인몰에서 파는 건강기능식품인「고려은단비타민C1000mg」많이 들어보셨을 텐데요. 일반의약품이 아니라서 여기서는 다루지 않습니다. 혹시 온라인으로 비타민C 제품을 고른다면, 비타민C 외에 설탕, 물엿 등이 더 많이 들어간 캔디류 제품도 많으니 주의 깊게 보셔야 합니다.

「유한비타민C정1000mg」은 약국에서만 판매하는 일반의약품 영양제입니다. 다른 약처럼 순도 시험, 건조함량 시험, 제제학적 시험 등 다양한 시험을 통과해 의약품의 품목허가·신고·심사 규정에 따른 품질관리를 엄격하게 받은 제품입니다. 「유한비타민C정1000mg」는 한 알에 1000mg의 아스코르브산이 들어있습니다. 괴혈병의 예방과 치료, 비타민C의 요구량이 증가하는 소모성 질환(임신·수유기 및 병중 병후의 체력저하 혹은 육체피로), 비타민C 결핍으로 추정되는 잇몸출혈, 비출혈(코피), 혈뇨 등의 모세관 출혈, 햇빛·피부병 등에 의한 색소침착(기미, 주근깨) 등에 효능·효과를 인정받았습니다.

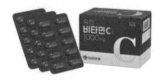

1일 1회 또는 수회 복용으로 용량이 정해져 있지 않습니다. 《2020 한국인 영양 권장량》에 따르면 19세 이상의 성인 권장량은 하루 100mg이고 상한 섭취량 하루 2000mg입니다. 결핍이 나타나지 않는 최소량을 권장섭취량이라 하는데요. 항산화 효과나 잇몸 출혈, 색소침착 등 더 다양한 효과를 보려면 실제로는 적어도 하루 비타민C 1000mg 이상을 먹는 게 좋기 때문에, 제품화된 비타민C들은 보통 비타민C의 함량이 1000mg인 제품으로 나옵니다.《이왕재 교수의 비타민C 이야기》,《힐링 팩터》등의 책에는 상한 섭취량을 넘는 비타민C를 권합니다. 비타민C 메가도즈 용법이라 불리며 수용성인 비타민C 특성상 몸 밖으로 배출되는 양을 고려, 최소 6시간 간격으로 하루 3번 이상 섭취를 권합니다. 단, 통풍 환자나 신장결석 환자는 1일 1g 이상 투여하지 않습니다. 비타민C 복용 부작용으로 구역, 구토, 설사, 속쓰림 등이 나타날 수 있으나 이 경우 용량을 줄여 보거나 식사 중 혹은 식사하자마자 비타민C를 먹습니다. 또 비타민C 복용시 물을 많이 마시는 것도 좋은 습관입니다.

이 약 같이 먹어도 돼요?

✚ 위산 억제제와 경구 피임약은 비타민C를 소모합니다. 보충이 필요합니다.
✚ 아스피린과 이부프로펜, 나프록센 등의 진통제도 비타민C를 소모합니다.
✚ 철분제와 비타민C를 같이 복용하면 철의 흡수를 돕습니다.
✚ 비타민A와 비타민E를 비타민C와 같이 섭취하면 항산화 작용이 상승한다고 알려져 있습니다.

✚ 비타민C 제품은 되도록 다른 물질이 섞이지 않은 제품을 권합니다. 속쓰림을 방지한다고 나온 중성화 비타민C(에스터C, 뉴트럴 등 표시) 등의 제품이 있습니다. 아스코르브산과 칼슘카보네이트를 반응시켜, 아스코르브산 칼슘과 비타민C 대사산물의 복합체인 새로운 물질이 생겼는데 이를 에스터C라고 부르기로 한 것입니다. 이 중성화 비타민C는 흡수율이 높고 체내에 오래 머무릅니다. 비타민C는 몸속에서 다양한 역할을 하고 배설이 되는 것이 좋습니다. 혹시 비타민C 메가도즈 용법을 고려한다면 체내에 오래 머무르는 중성화 비타민C는 메가도즈 용법으로는 적합하지 않습니다.

올바른 생활습관

✚ 충분한 물과 함께 복용하도록 하며 이 약과 식도 점막과의 접촉시간이 길어지면 식도염을 일으킬 수 있으므로 복용 후, 바로 눕지 않습니다.

 ## 다시 한 번 정리해드릴게요^^

💊💊 감기 예방, 항염증 기능, 항산화제 기능, 콜라겐 생합성의 조효소, 아드레날린 합성 조효소, 동맥경화 예방, 면역력 강화 등 다양한 작용을 돕기 위해 1일 1정 이상의 비타민C 1000mg이 추천됩니다. 통풍 환자, 신장결석 환자 등은 과량 복용하지 않습니다.

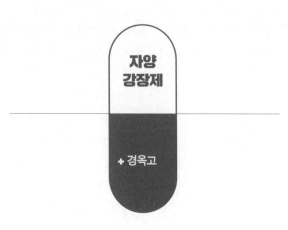

자양
강장제

+ 경옥고

    자양강장제라고 들어보셨나요? 자양강장제는 사실 자양강
장변질제(滋養强壯變質劑)를 말하는 것으로, 몸의 영양을 좋
게 하고(자양), 건강하고 혈기 왕성하게 하며(강장), 체질을 건
강하게 변화시키는(변질) 의약품을 말합니다. 그래서 보통 자
양강장제의 효능·효과에는 자양강장, 허약체질, 육체피로, 병
후 체력저하, 식욕부진, 영양장애, 발열성 소모성 질환 등이 쓰
여있습니다. 하지만 우리는 보통 피로회복제라는 표현을 많이
쓰는데요. 자양강장변질제로 대표적인 성분들로는 피로물질
을 배설해 피로도 해소하고 간의 해독작용을 돕는 타우린 성
분, 종합영양제에 많이 들어가는 비타민B 성분, 졸음을 날리고

이 약 같이 먹어도 돼요?

피로를 쫓는 무수카페인 성분, 면역력 개선, 피로 해소, 기억력 개선, 혈행 개선, 항산화 기능 등에 도움을 주는 홍삼, 인삼 등이 있습니다. 그 외에도 녹용이나 로얄젤리, 우황 등 다양한 성분들이 약국용 제품에 복합제로 들어가 있는 경우가 많습니다. 약국에 많은 자양강장제가 있지만, 한방제제 중 가장 꾸준히 많이 팔리는 경옥고에 대해 알아봅니다.

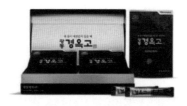

「**경옥고**」는 동의보감과 방약합편에 처방과 제법이 쓰여 있는 대표적인 자양강장제로, 많이 들어있는 순서로 쓰면 꿀(봉밀), 생지황, 복령, 인삼이 주성분입니다. 꿀은 면역력을 올리고 활력을 주며, 다른 약재들이 어우러지게 하여 효능을 높입니다. 생지황은 혈액순환과 신체 대사를 개선하며 열을 내리고 부족한 진액을 보충합니다. 복령은 다양한 아미노산과 미네랄로 부족한 영양소를 공급하고 부종을 제거합니다. 인삼은 면역을 높이며 피로나 스트레스에 에너지와 활력을 돕습니다.

효능·효과로는 병중병후, 허약체질, 육체피로, 권태, 갱년기 장애에 사용되며 인체에 활력을 보강하고 무기력감을 개선합니다. 대체로 모든 체질에 두루 사용하기 때문에, 특별한 질병이 없지만 기력이 없을 때도 효과가 있습니다. 단, 성분 중 생지황은 기본 성질이 찬 약제라서, 배가 차고 배앓이를 하는 사람은 구역 구토감을 느낄 수 있음을 주의해야 합니다.

이 약 같이 먹어도 돼요?

✚ 다른 한약제제 등과 함께 복용할 경우, 함유 생약의 중복에 주의합니다.

✚ 고혈압 등 심혈관 질환이나 당뇨병 등 대사질환이 있으면 주기적으로 혈압·혈당을 확인해서 한약 처방이 영향을 미치고 있는지 확인이 필요합니다. 「경옥고」는 꿀이 들어있어 당뇨 환자의 경우 일시적으로 혈당 수치를 올릴 수 있습니다.

✚ 「경옥고」 뿐 아니라 다른 한방제제 일반의약품도 마찬가지지만 생리 기능이 매우 떨어진 고령자, 위장이 심하게 허약한 환자, 식욕 부진이나 구역 구토가 있는 환자는 복용 전 충분한 상담을 통해 제품을 선택합니다.

✚ 복용 후 피부발진이나 두드러기, 위 불쾌감이나 구역 구토 및 설사 등을 하는 경우 복용을 중단합니다.

✚ 약국용 경옥고는 '일반의약품', 온라인에서 파는 경옥고 제품은 '식품'으로 나온 형태이므로 약효를 기대하고 드신다면 약국용 일반의약품이 낫습니다.

✦이 약을 먹을 때는 녹두처럼 성질이 찬 음식, 소화 기능을 떨어 뜨리는 기름지거나 자극적인 음식을 주의합니다.

✦술 · 담배 · 커피는 위장기능을 떨어뜨려서 경옥고뿐만 아니라 다른 약재의 효능도 떨어뜨립니다.

 다시 한 번 정리해드릴게요^^

「경옥고」는 꿀(봉밀), 생지황, 복령, 인삼이 든 자양강장제로, 병중 병후, 허약체질, 육체피로, 권태, 갱년기 장애에 사용되며 인체에 활력을 보강하고 무기력감을 개선합니다.

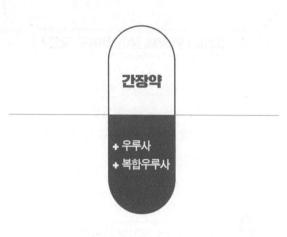

간은 체내에서 가장 큰 장기로, 다양한 기능을 담당하고 있습니다. 영양소 대사, 혈액 단백질 합성, 담즙 생성, 질소 대사, 노폐물 배출 및 해독 등 여러 기능을 담당하기 때문에 인체의 화학 공장이라고도 불립니다. 하지만 간기능이 심각하게 저하되기 전까지는 특이한 증상도 없고, 무증상인 경우가 더 많아 침묵의 장기라고도 불립니다. 간에 문제가 생겼을 때 비특이적 증상이라고 하면, 전신 권태감, 육체 피로, 식욕부진, 구토, 근육통, 미열 등이 나타날 수 있는데 광고의 효과인지 '피로는 간 때문'이라며 「우루사」를 찾는 분들이 많습니다. 사실 피로는 빈혈, 약물 장기복용에 의한 영양결핍, 부신 피로 등 여러 원인으로 생기는 것이기 때문에 무턱대고 「우루사」를 챙기기보다, 상담을 통해 자신에게 맞는 약을 구입하는 것이 좋습니다.

이번 장에서는 이름은 비슷하지만 성분의 차이가 있는 「우루사」를 종류별로 알아봅니다.

「우루사정」은 1961년에 처음 판매되었고 현재는 100mg, 200mg, 300mg이 있습니다. 이 중 약국에서 처방전 없이 살 수 있는 일반의약품은 **「우루사정100mg」**입니다. 우르소데옥시콜산(Ursodeoxycholic acid: UDCA) 100mg이 들어있으며, UDCA는 간에서 합성되는 친수성, 무독성 담즙산입니다. UDCA의 역할은 간 손상을 일으키는 소수성의 독성 담즙산(LCA, CDCA 등)을 경쟁적으로 흡수 억제하고, 독성 담즙을 배출시켜 간세포 파괴를 막는 것입니다. 즉, 간세포 보호, 담즙분비 촉진, 간기능 개선, 담석 용해ㆍ예방 등의 역할이 바로 UDCA의 주기능입니다.

「우루사정100mg」은 만성 간질환의 간기능 개선, 담즙 분비 부전으로 오는 간질환이나 담도, 담낭계 질환의 보조치료, 소장절제 후유증 및 염증성 소장 질환의 소화불량에도 사용됩니다. 한편, 병원 처방으로만 받을 수 있는 「우루사정200mg」은 만성 C형간염, 콜레스테롤 담석증, 원발 쓸개관 간경화증에 쓰이며, 「우루사정300mg」은 위절제 후 위암환자의 담석 예방, 급격한 체중 감소를 겪은 비만자의 담석 예방, 원발 쓸개관 간

경화증에 처방되는바, UDCA의 함량에 따라 쓰임이 조금씩 다릅니다.

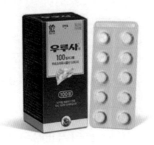

한편, UDCA와 코로나19 바이러스에 대한 연구도 활발합니다. 2022년 12월 국제학술지 〈네이처(Nature)〉와 2023년 5월 〈더 저널 오브 인터널 메디슨(Journal of Internal Medicine)〉 등에 발표된 자료에 따르면, UDCA가 코로나 바이러스의 감염 경로를 차단하는 기전을 갖고 있는 것으로 밝혀졌습니다. 또한 2024년 6월에는 김종승 전북대학교병원 이비인후과 교수 연구팀이 한국인 대상 국내 대규모 코호트 분석을 통해 UDCA의 코로나19 감염 예방과 중증도 감소 효과를 확인했습니다.(머니투데이 〈우루사성분 UDCA, 코로나19 감염 예방에 효과 있다〉 기사 참고)

연구 결과에 따르면, UDCA를 최소 5일간 1일 300mg 이상 복용한 환자군에서 코로나19 감염 · 중증 악화 위험이 유의하게 감소됐으며, UDCA 복용이 중환자실 입원, 인공호흡기, 사망과 같은 중증 위험도를 낮추는 것과도 관련 있다고 합니다.
물론 아직은 연구 초기지만 더 많은 임상 데이터가 쌓일 경우
UDCA가 간기능 개선제의 영역을 넘어 코로나19 예방 및 치료
제로 활용될 가능성도 있습니다.

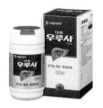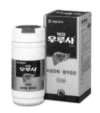

「**우루사연질캡슐**」은 한 캡슐에 UDCA 50mg, 티아민질산염(비
타민B1) 10mg, 리보플라빈(비타민B2) 5mg이 들어있습니다.
비타민B가 들어있어, 만성 간질환의 간기능 개선 외에 육체피
로, 전신권태에도 효과를 인정받았습니다. 한편, 「**복합우루사연**
질캡슐」은 한 캡슐에 UDCA 25mg, 티아민질산염(비타민B1)
5mg, 타우린 300mg, 인삼건조엑스 50mg, 이노시톨 10mg이
들어있습니다. 「우루사연질캡슐」보다 UDCA는 적고 자양강장
제로 많이 쓰이는 타우린과 인삼이 들어있습니다. 그래서 「복
합우루사연질캡슐」은 효능·효과에 간기능 개선 항목은 없고,
육체피로 개선, 자양강장, 병중 병후 비타민B1 보급으로만 쓰
여 있습니다. 「복합우루사연질캡슐」은 UDCA 때문에 피로가

회복된다기보다, 비타민B 종류와 인삼, 타우린 등의 성분이 같이 작용해 피로회복 효과를 나타낸다고 볼 수 있습니다.

이 약 같이 먹어도 돼요?

✚ UDCA와 경구용 당뇨병 치료제 중 톨부타미드를 같이 복용하면 혈당 강하 작용이 증가해 저혈당이 나타날 수 있다고 알려져 있으나, 현재 톨부타미드 제제는 시판되고 있지 않습니다.

✚ 알루미늄 및 마그네슘 함유 제산제(「겔포스엠」, 「알마겔」 등)나 담즙산 결합 수지인 콜레스티라민 등은 UDCA의 흡수를 방해해 UDCA의 작용을 감소시킵니다.

✚ 에스트로겐 함유 경구용 피임약, 클로피브레이트와 같은 지질 감소 약물은 콜레스테롤을 담즙으로 배설시켜 콜레스테롤성 담석 형성을 증가시킬 수 있기 때문에 이 약의 작용을 떨어뜨립니다.

이 식품이나 영양제 같이 먹어도 돼요?

간기능 개선을 위해 도움이 되는 다음의 성분들을 같이 드셔도 좋습니다.

✚ 강력한 항산화 효과를 통해 간 보호 효과와 해독 기능에 도움을 주는 실리마린은, 흔히 밀크씨슬이라는 제품에 든 유효성분입니다. 이 실리마린이 식의약처 기준 일일 섭취량인 130mg 이상 들었는지 확인하세요. 약국에서 파는 제품 중 실리마린으로 196mg이 든 제품들(「헤파맥스」, 「에너리버」 등)도 있습니다.

✦ 환원형 글루타치온은 활성산소에 의해 손상된 간세포를 보호하고, 해독 작용에 관여합니다. 「에바치온」, 「타치온」, 「루치온」 등 다양한 제약사에서 나온 약국 제품들이 있습니다.

✦ 커큐민 성분은 항산화, 항염, 간보호 기능이 있습니다.

✦ 여러 효소에 조효소로 작용해 간의 작용을 돕는 비타민B군도 도움이 됩니다.

올바른 생활습관

✦ 금주와 금연이 필요합니다.

✦ 간기능 이상 때문에 피로가 나타나기도 하지만 수면 부족, 영양 부족, 빈혈, 우울증, 갑상선 질환, 심장 질환 등 다양한 원인으로도 피로가 나타나므로 만성 피로가 계속된다면 진료를 보는 것이 낫습니다.

다시 한 번 정리해드릴게요^^

💊💊 「우루사정」, 「우루사연질캡슐」, 「복합우루사연질캡슐」 모두 UDCA 성분이 들어있지만, UDCA 함량에 따라 「우루사정」, 「우루사연질캡슐」은 간장질환용제로 간기능 개선을 위해 쓸 수 있으나, 「복합우루사연질캡슐」은 기타자양강장변질제로 피로회복 및 자양강장 용도로만 쓰입니다. 최근 연구에서, UDCA를 최소 5일간 1일 300mg 이상 복용시 코로나19 감염 예방 및 코로나19 환자의 중증도를 낮춘다는 결과가 있었으나 이는 UDCA 단일성분에 대한 효과로 봐야 합니다.

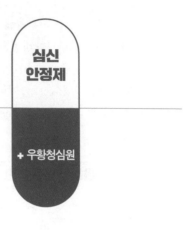

심신
안정제

+ 우황청심원

    시험을 앞둔 불안함, 중요한 행사에서 발표를 앞둔 긴장감, 놀란 일 때문에 두근거림 등을 완화하기 위해 약국에서 찾는 약 중 단연코 1등인 약이 있습니다. 조선 시대에도 만병통치약으로 사용되었고, 특별한 광고도 없이 잘 팔리고 있는 「우황청심원」이 바로 그것입니다. 2024년 4월 〈의약뉴스〉에 따르면 일반의약품인 「광동우황청심원」은 21년 525억, 22년 603억, 23년에 717억원 매출을 돌파, 코로나19 대유행 기간에도 가파르게 성장했습니다.

    「우황청심원」은 이름처럼 청심(淸心), 즉 마음의 열을 가라앉히는 약입니다. 약 25종의 생약 처방으로 이루어져 있는데, 핵심 약재는 우황과 사향입니다. 우황은 소의 담낭 및 담관에 생긴 결석을 건조해 만든 약재이며 빌리루빈, 타우린 등을 함유합니다. 한방에서는 이 우황을 고열이 나고 정신이 혼미한 경우, 중풍으로 정신이 혼미한 경우, 어린이 경풍, 가슴 두근거림이나 인후염, 후두염 등에 사용합니다. 사향은 수컷 사향노루의 사향 주머니 속 분비물을 말린 것입니다. 사향은 강심, 소염, 발한, 이뇨, 혈액 순환에 도움을 줍니다.

약국에서 파는 「우황청심원」은 가격대가 다양한데 이는 원방인지, 변방인지에 따라 다르고, 함유한 사향이 진짜 사향인지, 사향의 대체품을 썼는지에 따른 차이입니다.

원방은 동의보감 등 10대 한의서 원처방을 따른 제품으로 우황 45mg, 사향 38mg이 들어있고, 변방은 주성분인 우황과 사향의 함량을 대폭 줄이고 처방 일부를 변경한 것을 말합니다. 사향은 사향노루 자체가 멸종 위기종이라 고가이므로 이를 대체할 대체품을 쓴 제품들이 나옵니다. 사향 대신, 사향 고양이의 향선낭 분비물을 추출 건조한 영묘향, 합성으로 만든 인공 사향인 L-무스콘이 그것인데요.

최근에는 사향 뿐 아니라 우황의 가격까지 폭등하면서 진짜 사향이 든 원방 우황청심원의 가격이 오르거나 단종된 곳이 많습니다.

식의약처에서 인정한 「우황청심원」의 효능·효과는 뇌졸중 (전신불수, 수족불수, 언어장애, 혼수, 정신 혼미, 안면 마비), 고혈압, 두근거림, 정신 불안, 급만성 경풍, 자율신경실조증, 인사불성 등입니다.

　보통 액상형은 중요한 일정이 있기 30분~1시간 전에, 환 형태는 1~2시간 전에 복용이 권장되나, 처음 복용하는 사람은 다른 날 미리 복용해볼 것을 권합니다. 과한 진정작용으로 머리가 멍해지거나 나른한 상태가 되어 졸린다는 사람들도 있기 때문입니다. 약재 특성상 심장박동을 줄이고 혈압을 낮추는 효과가 있어, 심장 기능이 약하거나 저혈압이라면 복용시 전문가와 상담이 필요합니다.

이 약 같이 먹어도 돼요?

이 약 같이 먹어도 돼요?

✚ 다른 한약제제 등과 함께 복용할 경우, 함유 생약의 중복에 주의합니다.

✚ 한방제제지만 항불안제 역할을 하기 때문에 심혈관에 영향을 줄 수 있습니다. 정신과약 복용 혹은 심혈관 질환약을 복용중이라면「우황청심원」을 같이 먹지 않습니다.

이 식품이나 영양제 같이 먹어도 돼요?

✚ 술이나 담배는 멀리합니다.

✚ 인스턴트 음식이나 짠 음식은 피하고 과일, 채소 등 섬유소 섭취를 늘립니다.

올바른 생활습관

✚ 과로와 스트레스는 불안감을 높이는 원인인 만큼 적절한 휴식을 취해야 합니다.

✚ 이 약을 마시고 졸림이나 집중력 저하를 경험하는 사람도 있으니 다른 날 먼저 먹어보고 자신의 상태를 살피세요.

「우황청심원」은 우황과 사향의 함량 차이(원방 혹은 변방) 또는 사향인가 사향 대체품(영묘향, L-무스콘 등)인가에 따라 가격 차이가 있습니다.

원방과 변방 우황청심원의 비교 임상 결과, 운동장애·안면마비에 대해서는 원방이 변방보다 유의한 효과가 인정됐으나 고혈압·두통·어지러움·머리 무거움 등의 고혈압 증상에 대해서는 원방, 변방 둘 모두 비슷한 효과를 보였습니다.

고농도 사향 함유 우황청심원과 영묘향(사향 대체품) 함유 우황청심원 간의 효력이 제품 간 차이가 없다는 내용의 논문에 따르면, 함량이 낮은 사향이 든 「우황청심원」보다는 함량이 높은 영묘향이 든 「우황청심원」이 오히려 낫다고 합니다. 꼭 사향 함유제품을 먹어야 하는 것은 아니니, 긴장을 완화시키기 위해 복용할 때는 저가형·저함량 「우황청심원」보다는 사향 혹은 사향 대체품이 충분히 든 「원방우황청심원」을 복용하는 것이 낫습니다.

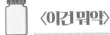

〈이건 뭐약〉

약국에서 파는 영양제와 온라인 영양제, 똑같지 않나요?

아니오! 약국에서 파는 영양제와 인터넷에서 파는 영양제 중 차이가 있는 것도 있기 때문에 본인 건강 관리 목적에 맞게 영양제를 고르면 됩니다.

앞에서 소개한 비타민B군 제품만 봐도 약국에서 파는 제품과 인터넷으로 구입하는 제품이 다른데요. 활성형 비타민이 더 많이 든 것이 약국가에서 유통됩니다. 효능·효과를 보이는 약효가 있는 것, 인체의 정상적 기능 유지나 생리활성을 위한 기능성이 있는 식품, 기능성은 없는 단순 식품 등 알고 보면 영양제도 조금씩 다릅니다.

일반의약품 영양제는 질병의 치료 및 예방을 위해 약효가 인정된 제품이며 제품 박스에 『일반의약품』이라고 적혀 있습니다. 어떠한 의약품이든 식품의약품안전처의 관리대상이기에 까다로운 규격과 제조과정을 거쳐 생산됩니다. 다양한 임상시험을 거쳐, 약효에 대한 신뢰성이 높고, 비타민 및 미네랄 제품이나 생리활성물질, 한약 제제가 이에 해당됩니다. 오직 약국에서만 구입할 수 있습니다. 앞서 나온 「아로나민골드」, 「마그비스피드」와 같은 제품은 약국에서만 팝니다. 한편, 아이들이 약국에서 많이 사달라고 조르는 「텐텐츄정」의 경우 사탕처럼 보이지만 사실 비타민A, 니코틴산아미드, 칼슘 등이 든 엄연한 일반의약품 영양제입니다.

157

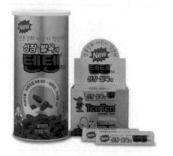
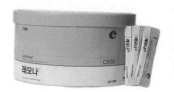

의약외품은 비타민이나 미네랄 제품 중 함량이 낮아 위험성이 적은 것을 약국 외에서도 팔도록 만든 제품입니다. 예를 들면 비타민C를 함유한 가루 형태의 제품인 「레모나산」이나 씹어 먹는 비타민 제품 중에도 의약외품이 있습니다. 약국과 약국 외 각종 온라인 쇼핑몰, 편의점, 올리브영과 같은 멀티숍에서도 구매 가능합니다. 물론 박스 뒷면을 보면 분류가 의약외품이 아니라 캔디류인 경우가 꽤 많으니 제품 라벨을 잘 살펴야 합니다. 앞서 소개한 「텐텐츄정」은 일반 의약품이지만 이름이 비슷한 「미니 추억의 텐텐맛 츄정」은 온라인에서 파는 캔디류입니다. 그 외에도 「쏠라씨」 등 많이 들어본 제품 혹은 비타민 구미들도 캔디류가 많아, 당 섭취에 주의가 필요한 분들은 조금 더 신중히 제품을 골라야 합니다.

건강기능식품은 약효는 인정되지 않지만, 건강에 도움이 될 수 있다는 기능성을 표시할 수 있는 식품을 말합니다. 혈행 개선에 좋다면 '혈행 개선에 도움을 줄 수 있음'으로 표시할 수 있습니다. 온라인 쇼핑몰에서 파는 제품 대부분이라 가장 쉽게 접할 수 있습니다. 건강기능식품은 특정 기능성을 가진 원료, 성분을 사용해서 안전성과 기능성을 보장하며 일일 섭취량이 정해져 있습니다. 구매 시『건강기능식품』이라는 문구 또는 마크가 있는지 확인해야 합니다. 수입제품의 경우 한글로 된 한글 표시사항이 없다면 식품의약품안전처에 신고되지 않은 정식 수입제품이 아닌 점도 참고하세요.

기타가공품은 일반 식품이지만 요즘 나오는 영양제 제품에서 많이 보입니다. 앞에서 말한 건강기능식품에는, 기능을 나타내는 성분이 인체에서 유용한 가능성을 나타낼 수 있는 정도로 들어있습니다. 하지만 '기타가공품'과 같은 일반 식품은 기능을 나타내는 성분이 낮게 들어있거나, 들어있다 해도 기능성을 증명할 수 있는 자료를 제출할 수 없어서 기타가공품으로 허가를 받습니다. 식약처에서 인정한 기능성을 표시하지 못합니다.

영양 결핍 상태가 심해져 약효를 기대하고 영양제를 먹는다면 일반의약품으로 나온 영양제를 선택하세요. 식습관이 나쁘거나 영양상태가 불균형해서 생긴 영양소 부족은 건강기능식품 영양제로도 관리가 됩니다. 건강기능식품은 온라인 외에도 홈쇼핑, 멀티숍 등 다양한 경로를 통해 제품이 판매되기에 선택과 구매의 폭이 넓습니다. 단, 모든 제품이 일반의약품 영양제로 나와 있지 않습니다. 눈 영양제로 많이들 구매하시는 루테인은 일반의약품이 없습니다. 그럴 때는 건강기능식품 중 자신에게 맞는 제품을 고르면 됩니다. 약국은 일반의약품, 의약외품, 건강기능식품을 모두 만날 수 있는 곳입니다.

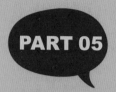

PART 05

상처치유
혹은 미용

보통 상처 직후 지혈을 하고 깨끗한 물, 생리식염수 등으로 세척합니다.
소독제는 상처에 감염 위험이 있는 경우에만 사용합니다.
이후 감염을 방지하고 조직을 재생하기 위해 상처 연고를 바릅니다.
이러한 상처 조직이 치유되면서 흉터가 생기기도 하는데
이때 흉터 연고를 발라줍니다. 상처 연고와 흉터 연고의 차이점을 알아보고
여드름 및 미백 효과를 위해 바르는 의약품도 알아봅니다.
마지막에는 약국 일반의약품은 아니지만
상처 관리를 위해 많이들 찾는 드레싱 제품에 대해 정리해봅니다.

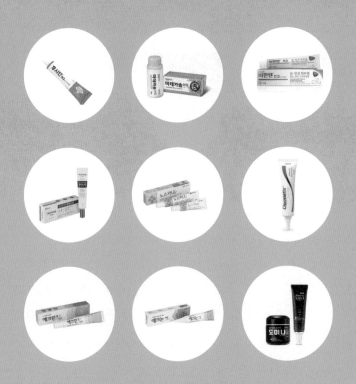

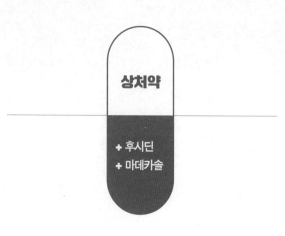

상처약

+ 후시딘
+ 마데카솔

피부는 표피층, 진피층, 피하지방층, 근육층으로 구성되어 있습니다. 상처는 이중 표피층, 진피층, 피하지방층에 외부의 자극으로 조직 손상이 일어난 경우를 의미합니다. 긁힌 상처인 찰과상, 찢긴 상처인 열상, 찔린 상처인 자상, 데인 상처인 화상 중 정도가 심하지 않은 상처는, 약국 일반의약품으로 치료 가능합니다. 하지만 상처 부위가 크고 열이 나거나 지혈이 되지 않는 경우, 사람 또는 동물에게 물린 경우, 쇠나 못 등에 의해 파상풍 위험이 있는 경우, 당뇨 및 면역질환자, 체표 면적 2% 이상 화상 환자 등은 병원 진료를 권합니다.

상처 부위에 감염 위험이 있는 경우에는 국소용 항생제 제품

을 추천합니다. 국소용 항생제는 세균을 죽이고 통증도 경감시
킵니다. 워낙 광고로 유명한 두 제품이 있습니다. 바로「**후시딘**」
과「**마데카솔**」인데요.

「**후시딘**」은 주로 그람양성균, 특히 포도상구균 및 연쇄상구
균의 세균 증식을 억제하는 퓨시드산이 주성분입니다. 농피증
(농가진, 감염성습진양피부염, 심상성여드름(보통여드름), 모
낭염, 종기 및 종기증, 화농성한선염, 농가진성습진), 화상 · 외
상 · 봉합창 · 식피창에 의한 2차 감염에 쓰입니다.

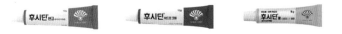

우리가 잘 아는 「후시딘연고」는 퓨시드산나트륨 성분으로
점도가 높아 상처 부위를 잘 덮어 건조감을 방지합니다. 그런
데 같은 후시딘이라도 퓨시드산나트륨이 아닌 퓨시드산수화
물이 들어가, 산뜻한 제형으로 끈적임을 줄인 「후시딘겔」, 「후
시딘크림」 등 발림성에 차이를 준 제품도 있습니다. 또 항생제
효과 외에도 염증 완화를 위해 히드로코르티손아세테이트라
는 스테로이드 성분이 든 「후시딘히드로크림」, 여드름에 사용
하는 티트리 오일이 든 「후시딘겔15g」 제품도 있습니다.

「후시딘연고」는 1일 1~2회 바르지만, 지속적으로 사용시 내
성이 생길 수 있으므로 5일 이상 최대 7일까지 발라도 증상이

개선되지 않으면 진료를 봅니다.

「**마데카솔**」도 분말, 겔, 연고 등 제형이 다른 여러 제품이 나오지만, 공통적으로 콜라겐 생성을 조절하고 결합조직의 탄성을 회복시켜 새살이 돋게 하는 센텔라정량추출물이 모두 들어있습니다. 이중 「마데카솔겔」, 「마데카솔분말」, 「마데카솔연고」는 센텔라정량추출물 한 성분만 들어있습니다. 그런데 약국 외 편의점이나 온라인에서도 마데카솔 이름으로 된 연고를 보신 적 있지요? 편의점이나 온라인에서 파는 「마데카솔연고」는 사실 일반의약품이 아닌 의약외품으로, 약효는 있지만 일반의약품보다 약해 약국 외에서 팔 수 있는 제품입니다. 약국에서만 파는 「마데카솔겔」, 「마데카솔분말」은 1g당 센텔라정량추출물이 20mg 들어있는데, 온라인으로도 파는 「마데카솔연고」는 1g당 10mg으로 성분이 절반밖에 들지 않았습니다. 혹시 급해서 온라인으로 마데카솔을 구입하셨다면 「마데카솔연고」이며 약효를 나타내는 유효 성분이 일반의약품에 비해 반만 들었다는 점을 기억하세요.

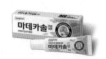

이 약 같이 먹어도 돼요?

셋 모두 항생제나 스테로이드 등이 포함되지 않아 가벼운 상처, 습진의 완화나 회복 목적으로 사용되며, 상처나 피부궤양의 보조적 부분 치료로만 효능·효과를 인정받았습니다.

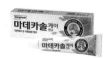 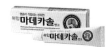

약국에서 제일 많이 팔리는「마데카솔케어연고」는 센텔라정량추출물 외에 항생제 성분인 네오마이신이 더 들어있습니다. 네오마이신 감수성 세균에 의해 2차 감염된 작은 열상, 찰과상, 봉합된 상처, 표재성 2도 이하의 화상에 씁니다.

이름이 비슷해 보이는「복합마데카솔연고」는 센텔라정량추출물, 네오마이신 성분에 히드로코르티손아세테이트라는 스테로이드까지 들어가 항염작용까지 나타냅니다.「마데카솔케어연고」,「복합마데카솔연고」속 네오마이신 항생제 성분은 넓은 부위나 심한 손상 부위에 바르면 전신 흡수가 일어나 신독성, 내이독성, 근신경차단 등 이상 반응의 위험이 있습니다. 지속적으로 사용시 내성이 생길 수 있어 장기간 길게 사용하지 않습니다.

이 약 같이 먹어도 돼요?

✚ 상처 부위에 통증이 심하면 소염진통제를 같이 복용합니다.

이 식품이나 영양제 같이 먹어도 돼요?

✚ 영양소 중 비타민A, 비타민B군, 비타민C, 아연, 구리 등은 상처 치료에 도움이 됩니다. 또 상처 부위에 재생을 위해 단백질이나 아미노산 보충도 중요합니다.

올바른 생활습관

✚ 상처연고 중 항생제가 든 제품은 내성의 우려가 있기 때문에 자주 사용하면 안 됩니다. 최대 1주까지만 사용합니다.
✚ 상처 부위는 깨끗한 물 등으로 부위를 닦은 후, 손이나 거즈, 면봉 등에 약을 덜어서 상처 부위에 바릅니다. 연고, 크림, 겔 등은 개봉 후 6개월 이내로 쓰세요.

 ## 다시 한 번 정리해드릴게요^^

🔵🔵 후시딘, 마데카솔 모두 제품군별 다양한 시리즈가 나오지만 그 중 가장 유명한 「후시딘연고」와 「마데카솔케어연고」는 둘 다 감염의 위험이 있는 상처에 사용하는 항생제가 포함된 상처 연고입니다. 둘 모두 항생제가 들어 내성의 우려가 있기 때문에 장기간 길게 사용하면 안 됩니다. 모두 7일 이내로 사용 기간을 지킵니다.

순한
재생약

+ 비판텐
+ D판테놀
+ 스티모린

　요즘 유튜브, 인스타그램, 틱톡 등 각종 SNS에서 '피부 재생을 위해 화장품과 섞어 바르면 좋은 약국 연고'와 같은 다양한 영상이 소개되면서 약국 연고 일부가 품절사태를 겪기도 했습니다. 이렇게 소개된 제품들은 대부분 찢긴 상처나 가벼운 화상 등 신속하게 피부 재생이 필요한 곳에 쓰이는 약들입니다. 항생제나 스테로이드가 들어있지 않아 본래 용도 외에 화장품처럼 쓰이기도 하는 피부 재생과 관련된 약국용 일반의약품을 알아봅니다.

　「비판텐연고」는 덱스판테놀 단일성분입니다. 1g에 50mg의 덱스판테놀 성분이 들어있는데 스테로이드, 방부제, 인공향료,

타르색소 등이 들어있지 않아 기저귀 발진이 생긴 어린아이부터 민감성 피부인 성인까지도 안전하게 쓸 수 있습니다. 덱스판테놀 성분은 세포에서 판토텐산으로 바뀌는데, 이 판토텐산은 코엔자임A 라는 세포 대사에 중요한 물질의 구성 성분입니다. 코엔자임A는 다양한 작용을 하는데요. 세포 내 에너지 대사에 쓰이며, 피부의 수분 보유량을 증가시키고, 피부 보호 및 피부 재생까지도 도와 피부가 촉촉하고 부드럽게 유지되게 합니다. 또한 백납, 파라핀, 라놀린 등 첨가제는 피부에서 수분이 날아가는 것을 방지해 더 촉촉한 피부를 유지하게 도와줍니다. 따라서 「비판텐연고」는 기저귀 발진뿐 아니라 수유 중 유두균열 등의 찢긴 상처, 욕창, 급·만성피부염, 습진, 화상, 햇볕에 탄 일광 피부염 등에도 사용할 수 있습니다. 이와 더불어 보습 작용이 우수해서 로션이나 크림과 혼합해서 피부 건조 예방 차원으로도 사용 가능합니다. 단, 이 약에 알레르기 반응이 나타나는 사람은 사용을 중단하며, 감염성 피부병이나 삼출성 피부병(염증 등으로 인해 혈액 성분인 적혈구, 백혈구 등이 혈액 밖으로 스며나오는 상태)에는 쓰지 않습니다.

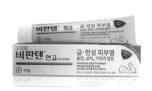
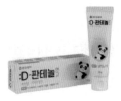

「**D판테놀연고**」는 주성분이 D-판테놀 단일성분입니다. 앞의 「비판텐연고」의 덱스판테놀과 D판테놀은 동일한 성분이기 때문에, 앞서 나온 덱스판테놀의 효과와 동일합니다. 「비판텐연고」와 다른 점이라면 스테로이드, 방부제, 인공향료, 타르색소 외에 파라핀 오일도 들어있지 않아 덜 끈적거리고 발림성이 좋은 편입니다. 파라핀은 미국에서는 문제성 피부 유발 성분으로 분류된 바 있습니다. 「D판테놀연고」의 주의사항도 앞의 「비판텐연고」와 동일합니다.

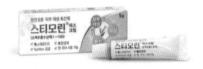

「**스티모린에스크림**」은 소맥추출수성액 단일성분이 들어있습니다. 이 성분은 상처의 치유와 피부 재생을 돕는 천연 추출물로 알려진 밀추출물입니다. 표재성 미란(피부 또는 점막의 표층이 결손된 것을 말함) 또는 욕창 치료에 효능 · 효과를 인정받았습니다. 「스티모린에스크림」은 특히 상처 초기에 쓰는 게 좋은데, 감염을 막고 세포증식을 촉진시켜 상처를 회복시키고, 피부 보습을 도와 흉터 관리를 하기 위함입니다. 스테로이드, 방부제, 인공향료, 타르색소가 들어있지 않아 아이들도 안전하게 쓸 수 있으나 「비판텐연고」처럼 파라핀은 들어있습니다.

이 약 같이 먹어도 돼요?

✚ 바르는 외용제라서 같이 먹는 약과 상호작용을 할 일은 드물지만, 약 성분 자체에 알레르기가 있는 경우만 주의합니다.

이 식품이나 영양제 같이 먹어도 돼요?

✚ 피부 건강에 도움이 될 수 있는 건강기능식품인 히알루론산, 콜라겐, 세라마이드 성분의 곤약감자추출물, 쌀겨추출물, 스피리루나 등이 도움이 됩니다.

✚ 술과 담배는 멀리하고 단백질 보충을 통해 피부 재생을 돕습니다.

올바른 생활습관

✚ 아이가 쓸 정도로 순한 성분이며 항생제나 스테로이드가 든 것도 아니라서 안전한 성분은 맞지만, 영양 크림처럼 매일 바르는 것은 권장하지 않습니다. 사람마다 피부 상태가 다르고, 정상적인 피부에는 알레르기나 피부염 등이 생기는 경우도 있습니다.

다시 한 번 정리해드릴게요^^

💊 셋 모두 상처를 회복시키고 재생에 도움을 주는 연고, 크림입니다. 감염 우려가 있어 항생제를 써야 하는 상처에는 적합하지 않으며, 상처 조직을 빠르게 정상적인 범주로 회복시켜 주는 용도라서 본래 피부 상태보다 더 좋은 상태를 만드는 약은 아닙니다. 화장품으로 생각하고 정상 피부에 바르는 재생 크림은 아니라는 뜻입니다.

흉터약

+ 콘투락
　투벡스
+ 노스카나
+ 더마틱스

　상처가 아물어가면서 혈관이 재생되고 콜라겐이 생성되기 시작하면 대부분 피부는 정상화됩니다. 하지만 영양 불균형, 외부 자극 등 여러 원인으로 콜라겐이 비정상적으로 조절되거나 색소가 침착되면 흉터가 남습니다. 흉터치료제로 사용되는 약들은 이러한 흉터의 크기는 줄여주고 색을 연하게 만들어줍니다. 양파추출물, 알란토인, 헤파린 복합제 부류가 제일 먼저 나왔지만, 우리나라는 덱스판테놀, 알란토인, 헤파린 추출물 성분이 든 제품의 구매가 더 높습니다.(실제 약국 매출 100대 제품에는 「노스카나겔」만 들어갔으나 제품 비교를 위해 다른 두 제품을 지면에 실었습니다)

약이 아닌 의료기기로 분류되어 약국 외에 온라인으로도 판매되는 실리콘 제제도 있습니다. 작게는 여드름 압출 흉터부터 제왕절개 산모의 흉터까지 다양한 흉터에 사용되는 약들의 차이를 알아보겠습니다.

「콘투락투벡스겔」은 양파추출물, 알란토인, 헤파린나트륨이 주성분입니다. 가장 기본적인 바르는 겔 타입 흉터치료제로 독일 멀츠(MERZ)사에서 세계 최초로 개발해 50년 이상 사용되고 있습니다. 우리나라에도 많은 제네릭 제품들이 출시되어 성분은 동일한 「벤트락스겔」, 「스카덤겔」 등이 있습니다. 양파추출물은 섬유세포의 과다증식을 억제하고 염증완화, 항알러지 작용을 합니다. 알란토인은 진정작용으로 가려움증을 잡고, 각질을 녹여 약물이 잘 침투하게 작용을 할 뿐 아니라, 흉터에 보습작용도 합니다. 헤파린나트륨은 뭉쳐 있는 콜라겐을 풀어주고 섬유아세포의 과다증식을 억제해 흉터 조직 크기를 감소시키기 때문에 켈로이드성 흉터 치료에 도움을 줍니다. 사용시 약을 바르기만 하기보다는, 손가락으로 원을 그리며 마사지하듯 문질러야 조직 내로 성분 침투가 쉬워져 더 좋은 효과를 볼 수 있습니다.

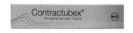
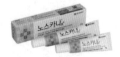

「**노스카나겔**」은 덱스판테놀, 알란토인, 헤파린나트륨 성분이 들어있습니다. 덱스판테놀 성분은 피부에 흡수되면 판토텐산이라는 물질로 전환된 뒤 피부 재생을 도와 흉터 부위 붉은 기를 잡는데 도움이 됩니다. 알란토인과 헤파린은 「콘투락투벡스겔」에 들어있는 성분과 동일하지만, 「노스카나겔」은 「콘투락투벡스겔」보다 10배 많은 헤파린나트륨과 5배 많은 알란토인이 들어있습니다. 「노스카나겔」은 헤파린나트륨과 알란토인 성분 함량은 5~10배 높이고, 피부 재생에 효과가 있는 덱스판테놀 성분을 넣어 색소침착이 우려되거나 파인 흉터인 여드름 흉터에 조금 더 효과적입니다. 단, 헤파린 성분이 다량 들어있어 항응고제를 복용하고 있다면 같이 쓰는 것은 피하는 것이 좋겠습니다. 사용시 흉터 부위를 마사지하듯 문질러 침투시키며 최소 2~3개월은 발라야 합니다.

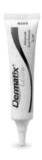

「**더마틱스울트라**」는 흉터치료제이지만 위의 둘과 전혀 다릅니다. 겔타입이지만 실리콘을 사용해 의료기기로 분류되어 온라인 판매가 가능합니다. 사이클로펜타실록산 실리콘 성분이 물리적인 막을 형성하여 공기만 통과시키고 세균이나 수분은 통과시키지 않기 때문에, 흉터 조직을 보호하고 피부를 촉촉하고 부드럽게 합니다. 이는 흉터로 인한 가려움을 줄이는 데도 도움을 주는데, 앞 두 가지 약보다 흉터의 두께 감소 효과가 큰 것으로 보고되어 켈로이드성 흉터 치료에 가장 적합합니다. 여기에 같이 들어간 비타민 C 성분은 콜라겐 합성과 결합에 필요한 영양소로, 상처 부위의 회복을 돕고 색소침착을 감소시켜 흉터를 옅게 만들 수 있습니다. 이 제품은 많이 바를 필요 없이 적당량 얇게 펴 발라 완전히 건조시키며, 건조 후 화장이 가능합니다. 앞 두 제품이 피부에 흡수되어 임산부나 수유부는 사용할 수 없지만, 「더마틱스울트라」는 물리적 차단제라 누구나 사용 가능하다는 장점이 있어, 산후 제왕절개 흉터에도 사용됩니다.

이 약 같이 먹어도 돼요?

✦ 흉터 부위에 통증이 심하면 소염진통제를 같이 복용합니다.
✦ 「노스카나겔」의 경우, 이 약의 사용과 직접적으로 관련된 문헌은 없으나, 전신 작용의 헤파린에 대해서 항응고제(쿠마린, 아스피린, 디피리다몰, 덱스트란, 스트렙토키나제)와 동시 사용시 출혈의 위험이 증가할 수 있으므로, 항응고제와 동시에 사용하지 않습니다.
✦ 켈로이드성 흉터에 착색도 심한 경우, 헤파린이 주성분인 제품(「콘투락투벡스겔」, 「노스카나겔」 등)과 실리콘 주성분 제품(「더마틱스울트라」 등)을 같이 사용하면 흉터 개선 효과를 더 극대화할 수 있는 것으로 알려져 있습니다. 먼저 헤파린 함유 제품을 피부에 마사지하듯 흡수시켜준 다음 실리콘 제품을 얇게 발라

막을 형성할 수 있도록 해주는 것이 좋습니다.

✚「노스카나겔」과「콘투락투벡스겔」은 임산부의 경우 사용하지 않습니다. 수유부는 금기까지는 아니지만 사용을 권하지 않습니다.「더마틱스울트라」는 임산부, 수유부 모두 사용 가능합니다.

이 식품이나 영양제 같이 먹어도 돼요?

✚ 상처 부위 관리와 마찬가지로 흉터 부위 재생을 위해서도 비타민A, 비타민B군, 비타민C, 아연, 구리 등을 보충해줍니다. 역시 단백질이나 아미노산 보충 등 영양섭취를 충분히 해서 피부 재생을 돕습니다.

✚ 피부 보습에 도움을 주는 곤약감자추출물, 히알루론산, 콜라겐, 밀추출물, 쌀겨추출물 등 다양한 기능성 성분들이 시중에 판매되고 있으나 각 재료에 알레르기가 있거나 특정 질환이 있다면 섭취에 주의합니다.

올바른 생활습관

✚ 색소침착을 방지하기 위해 자외선 차단제를 흉터 부위에도 꼼꼼히 발라줍니다. 위 제품들 모두 흉터 부위에 제품을 바른 후 충분히 흡수시킨 후에는 자외선 차단제 사용이 가능합니다.

✚ 흉터 연고는 하루 2~3번 정도, 최소 2~3개월 이상, 길게는 6개월~1년 정도 매일 빠지지 않고 발라야 더 좋은 효과를 볼 수 있습니다.

다시 한 번 정리해드릴게요^^

「콘투락투벡스겔」과 「노스카나겔」은 모두 알란토인과 헤파린나트륨 복합제인 공통점이 있어 착색되거나 붉어진 흉터에 좋습니다. 한편, 「노스카나겔」은 헤파린나트륨과 알란토인 성분 함량은 5~10배 높이고, 피부 재생에 효과가 있는 덱스판테놀 성분을 더 넣어 여드름성 흉터에 많이 사용되고 있습니다. 반면, 「더마틱스울트라」는 튀어나온 흉터에 쓰는 것이 좋습니다. 셋 모두 패인 흉터에는 큰 효과가 없습니다.

이 약 같이 먹어도 돼요?

여드름 약

+ 애크린겔
+ 애크논크림

　여드름은 털을 만드는 모낭에 붙어 있는 피지선에서 발생하는 만성 염증성 질환입니다. 전 세계 인구의 9.4%에 영향을 미치는 흔한 피부 질환으로, 사춘기 청소년의 85%에 관찰되나 성인에게도 발생할 수 있습니다. 면포란 모낭 속에 고여 딱딱해진 피지를 말하는데, 이 피지가 축적되어 모낭이 팽창된 것이 미세 면포, 면포 입구가 막혀 있는 것이 폐쇄 면포(화이트헤드), 모낭 입구가 열려 산화된 형태라 검은색을 띤 것이 개방 면포(블랙헤드)입니다. 이들은 염증을 동반하지 않아서 비염증성 여드름으로 분류되며 반면 붉은 여드름, 곪는 여드름, 결절이나 낭종 등은 염증성 여드름으로 나눠집니다. 경미한 여드름은 일반의약품으로 치료 가능하며 여기서는 약국에서 사용되는 각질 용해제 성분인「애크린겔」과 항균 항염증 작용이 있는「애크논크림」을 알아봅니다.

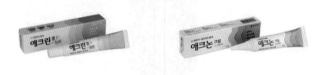

「**애크린겔**」은 각질 용해 작용이 있는 살리실산이 각질 및 면포를 녹여 여드름 증상을 개선합니다. 보통 살리실산 2%액을 사용하는데, 모낭에 피지는 축적되어 있지만 염증이 없는 비염증성 여드름에 씁니다. 각질 제거 작용과 항염작용, 모낭 내 상주균인 P.acnes(Propionibacterium acnes)의 증식을 억제합니다. 또한 항균 및 소독기능이 있는 티트리오일이 첨가제로 들어가 여드름균의 증식억제에 도움이 됩니다. 외용 살리실산 제제 사용으로 중독이 되지는 않지만 넓은 부위에 장기간 사용하면 이상 반응이 나타나기 쉬우니 주의합니다. 당뇨병 환자, 혈액순환장애 환자는 사용 금기이며, 효과가 빠르지만 자극감이 있을 수 있어 눈 주위 및 점막 부위, 감염, 염증, 발적, 자극부위는 사용하지 않습니다. 용법이 1일 2회 아침, 저녁으로 바르는 것이지만, 처음 사용시 1일 1회 사용하고, 혹시 피부 건조감이 심하거나 피부가 벗겨지면 격일로 사용하세요. 적어도 두 달은 써야 효과를 알 수 있으니 꾸준히 쓰는 것이 중요합니다. 단 햇빛 과민성 증상 유발 가능성이 있어 약을 바른 후 외출시 꼭 자외선 차단제를 바르는 것이 좋습니다. 겔 타입은 발림성은 좋지만 알코올을 함유해 피부를 건조하게 만들 수 있으므로 「애크린겔」은 지성 피부인 환자들에게 더 적당합니다.

「애크논크림」은 이부프로펜피코놀과 이소프로필메틸페놀 복합제입니다. 이부프로펜피코놀은 비스테로이드성 소염진통제로서 여드름균(P.acnes)에 의한 지방분해효소를 억제해 염증반응을 차단하고 통증을 완화합니다. 이소프로필메틸페놀은 염증 생성 과정에 작용, 염증이 악화되는 것을 막고 항균작용도 합니다. 비스테로이드성 소염진통제와 항균작용을 갖는 성분이 함께 포함돼 여드름균을 직접 억제하고 염증을 완화하기 때문에 붉어진 염증성 여드름, 화농성 피부 질환에 효과가 있습니다. 적어도 2주 이상 써야 효과를 볼 수 있으니 꾸준히 쓰는 것이 중요합니다. 「애크린겔」에 비해 자극감이 적어 수시로 바를 수 있지만, 각질을 녹이는 작용은 없어서 각질이 많다면 「애크린겔」과 같이 쓸 수 있습니다. 기초 세안 후 「애크린겔」을 사용, 이후 기초 스킨케어 다음 「애크논크림」을 바를 수 있습니다.

이 약 같이 먹어도 돼요?

✚ 여드름약은 여드름 진행 중에 치료 용도로 사용하지만, 여드름을 압출하거나 여드름이 아물고 난 후 흉터가 발생된다면, 앞에 나온 「노스카나겔」 같은 흉터 연고를 사용하는 것도 도움이 됩니다.(여드름약과 동시에 쓰는 게 아니라 여드름 흉터 발생시 사용 가능)

이 식품이나 영양제 같이 먹어도 돼요?

✚ 인터넷에 떠도는 정보 중에 설탕이 든 음식, 기름기 있는 음식, 초콜릿 등이 여드름을 발생시킨다는 소문이 있으나, 몇몇 연구 결과 여드름과 음식과의 관련성은 불충분합니다. 이러한 말이 나온 이유는 설탕, 사탕, 피자, 탄산음료, 흰빵 등은 혈당지수를 높여 인슐린과 인슐린 유사성장 인자의 방출을 촉진하며 이들은 피지 생성을 증가시키는 것으로 알려져 있기 때문입니다. 여드름 발생과 연관성은 불분명하지만 혈당지수가 낮은 건강한 야채나 과일, 블루베리, 브로콜리, 버섯 등의 섭취는 몸 건강을 위해서도 좋은 습관입니다.

✚ 비타민A, 아연, 오메가3 지방산 등 영양소 섭취는 여드름에 도움을 줄 수 있습니다.

올바른 생활습관

✦ 여드름이 생겼을 경우 손이나 손톱으로 함부로 짜거나 만지지 않습니다.

✦ 여드름 치료 중 세안을 너무 자주 하면 오히려 피부가 자극을 받습니다. 세안 후 물기가 마르기 전에 피부를 자극하는 알코올 성분이 없는 보습제를 사용합니다.

✦ 스트레스, 유분기 많은 화장품, 생리, 약물 복용, 부족한 수면 등 여드름을 악화시키는 요인들이 있는지부터 점검합니다.

✦ 여드름은 단시간에 완화되지 않습니다. 증상의 최소화를 목표로 삼고 꾸준히 관리합니다.

✦ 여드름 병소가 얼굴 외에 몸통에도 있거나, 10개 이상 개수가 많은 경우 혹은 심한 염증성 면포인 경우, 일반의약품으로 치료가 안 되면 반드시 피부과 진료를 봅니다.

 다시 한 번 정리해드릴게요^^

💊💊 「애크린겔」, 「애크논크림」 두 약 모두 여드름에 사용 가능합니다. 「애크린겔」은 비염증성 여드름, 「애크논크림」은 붉은 여드름이나 화농성 등 염증성 여드름에도 씁니다.

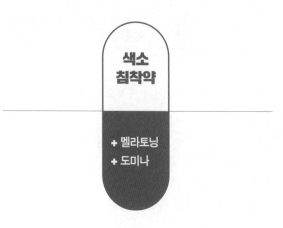

색소
침착약

+ 멜라토닝
+ 도미나

　색소침착은 피부 조직 내의 색소 양이 비정상적으로 변화해
발생하는 현상입니다. 일광 노출, 호르몬, 여드름, 피부 손상,
노화, 임신, 간기능 이상, 경구 피임약 혹은 일부 약(테트라사
이클린, 독시사이클린, 미노사이클린 등의 항생제, 퀴닌 등 항
말라리아제, 페니토인 등 항전간제, 블레오마이신 등 항암제,
아미오다론 등 부정맥약, 클로르프로마진 등 항정신병약) 등
매우 다양한 원인에 의해 발생됩니다. 이러한 색소침착을 억제
하려면 멜라닌 색소를 생성하는 멜라닌 세포를 조절하거나, 멜
라닌 대사 효소를 억제하여 멜라닌 합성을 억제하는 약물 등이
사용됩니다. 일반의약품 중 매출 다빈도인 제품은 바르는 외용

이 약 같이 먹어도 돼요?

제품이며, 히드로퀴논 성분은 동일하지만 함량 차이가 나는 두 가지 제품을 비교해 봅니다.

「멜라토닝크림」은 히드로퀴논을 2% 함유하는 제제입니다. 히드로퀴논의 역할은 멜라닌 세포에서 멜라닌 색소를 합성하는 효소인 티로시나제(Tyrosinase)를 억제해 멜라닌 생성 자체를 저해하는 역할과 더불어, 멜라닌 세포와 멜라닌소체 자체를 파괴해 미백 효과를 나타내는 역할도 합니다. 간반, 흑피증(기미), 주근깨, 노인성 검은 반점에 점차적인 표백을 효능으로 인정받았고, 하루 1~2회 바르되 낮에 사용한다면 꼭 자외선 차단제를 발라야 합니다. 보통 4주 이상 써야 효과가 나타나며 2개월 이상 사용 후에도 증상 개선이 없다면 히드로퀴논 성분이 멜라닌 색소에 반응하지 않는 체질일 수 있어 사용을 중지합니다. 2개월 사용 후 증상의 개선이 있다면 충분한 효과를 위해 3~4개월가량 더 사용해도 좋습니다. 단, 개봉한 제품은 가급적 6개월 이내에 사용합니다. 히드로퀴논 성분은 산화에 불안정해 공기나 햇빛에 노출되면 효과가 떨어지기 때문입니다.

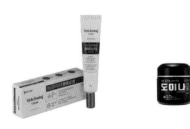

「도미나크림」은 히드로퀴논을 4% 함유하는 제제입니다. 원래 색소침착의 일차 선택약은 히드로퀴논 4% 제제지만 요즘은 피부 자극이 그보다 낮은 「멜라토닝크림」 같은 히드로퀴논 2% 약도 많이 나가는 추세입니다. 히드로퀴논 성분은 앞서 말했듯이 산화가 잘 되기 때문에 「도미나크림」은 비타민C와 비타민E 등 항산화제가 들어있습니다. 사용 후 뚜껑을 잘 닫아 놓는 등 약효 유지를 위한 관리가 필요하며 튜브형으로 나오는 다른 제품을 사용하는 것도 방법입니다.

간반, 흑피증(기미), 주근깨, 노인성 검은 반점에 점차적인 표백을 효능으로 인정받았고, 하루 1~2회 바르되 밤에 자기 전에 사용하는 것이 권고됩니다. 역시 4주 이상 써야 효과가 나타나며 2개월 이상 사용 후에도 증상 개선이 없다면 사용을 중지합니다.

히드로퀴논 4%가 넘는 제품은 전문의약품(「멜라논크림」 등)으로 나와 처방전으로 살 수 있는 제품이 나오지만, 5% 히드로퀴논 크림의 만성적 사용(8년 이상)은 조직 흑변증, 콜로이드성 비립종의 발현이 확인되었기 때문에 무조건 고용량을 쓴다거나 지속적으로 색소침착약을 사용하는 것은 바람직하지 않습니다.

이 약 같이 먹어도 돼요?

➕ 바르는 약 뿐 아니라 먹는 제품들도 있습니다. 주로 아스코르 브산, L시스테인, 판토텐산, 피리독신 등 색소침착에 사용되는 항 산화제로 이루어져 있습니다. 온라인으로 파는 제품은 분류가 의 약외품이며, 아스코르브산과 판토텐산, L시스테인 함유 「멜라클 리어플러스」, 아스코르브산, L시스테인, 피리독신 등이 함유된 「멜라포유」 등이 있습니다.

➕ 지혈 효과를 나타내는 트라넥삼산 성분과 아스코르브산, L시 스테인, 판토텐산, 피리독신이 든 「트란시노2정」은 약국에서 파 는 일반의약품입니다. 이 약은 먹는 기미약으로 효능효과를 인정 받았습니다. 단, 트라넥삼산 성분은 출혈을 멈추게 하는 지혈 성 분이기 때문에 오히려 혈전을 만들면서 문제가 생길 수 있습니 다. 혈전증 초기 증상인 심한 두통, 혀꼬임, 가슴 통증, 종아리 통 증 및 부종이 나타나면 즉각 복용을 중단해야 하며 2개월 이상 연속 복용하지 않습니다.

➕ 히드로퀴논 외용제 사용 중 치료 효과를 높이기 위해 먹는 제 품을 같이 복용한다면 아스코르브산, L시스테인, 판토텐산, 피리 독신 등 복합제도 가능하나, 경구 피임약을 복용하고 있다면 트 라넥삼산을 함유한 일반의약품은 권하지 않습니다.

이 식품이나 영양제 같이 먹어도 돼요?

➕ 항산화 영양소를 꾸준히 복용하는 것이 색소침착 관리에 중요

합니다.(비타민C, 글루타치온, 비타민E 등) 또한 판토텐산이나 피리독신 등이 든 비타민B군 영양제 섭취도 좋습니다.

올바른 생활습관

✚ 사용 전날 밤, 귀 뒤나 겨드랑이 한쪽에 살짝 발라 다음날 이상 반응(가려움, 수포, 과도한 염증)이 나타나면 사용하지 않습니다.
✚ 이상 반응이 나타나지 않았다면 저녁에 세안 후 스킨과 로션 사용 후 얼굴 전체가 아닌 색소침착 부위에만 사용합니다.
✚ 기미는 재발할 수 있고 피부과 시술로도 완벽하게 치료가 어렵습니다. 자외선 차단제는 기미 예방의 핵심입니다. 자외선 차단제를 매일 바르세요.

 다시 한 번 정리해드릴게요^^

👋👋 「멜라토닝크림」, 「도미나크림」 두 약 모두 히드로퀴논 성분을 함유하고 있으나 함유량이 다른 제품입니다. 아무리 저함량이더라도 피부 자극이 있을 수 있으니 미백 화장품처럼 얼굴 전체에 바르지 않고 색소침착 부위에만 사용합니다.(대부분의 미백 화장품은 나이아신아미드라는 미백 기능성 원료를 포함해 성분 자체가 다릅니다) 임산부, 수유부, 12세 이하는 모두 사용 금기입니다.

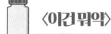

〈이건 뭐약〉

밴드? 메디폼? 듀오덤? 상처에 뭘 붙여야 하나요?

상처 부위나 진물의 양 등에 따라 제품을 골라서 사용합니다.
상처가 났을 때 대응 방법은 다음과 같습니다.

긁히거나 찢기는 등 상처가 생기면 가장 먼저 소독을 생각하는데
요. 모든 상처를 소독약으로 소독할 필요는 없습니다. 흙이나 지저분
한 것이 묻었다면 제일 먼저, 흐르는 물이나 약국 등에서 구입 가능
한 생리식염수 등으로 재빨리 상처를 세척합니다. 이후 감염의 위험
이 있을 때만, 상처 주위 피부의 살균을 위해 아래 설명하는 소독약
을 쓸 수 있습니다.

상처 소독약도 몇 가지가 있습니다. 소독용 에탄올(에틸알코올)이
나 알코올스왑(이소프로필알코올)은 상처 부위의 직접 소독에 맞지
않습니다. 자극적이며 상처 부위의 수분도 같이 빼앗기 때문입니다.
많이들 쓰는 과산화수소수는 일반의약품이 아닌 의약외품으로 상처
재생에 좋지 않고 자극적이라 작은 상처 정도까지만 사용하되 추천
하지 않습니다. 빨간약이라 부르는「포비돈요오드」는 신속하게 소
독 효과를 내지만 갑상선 질환자, 소아나 임산부, 수유부는 사용하
지 마세요. 약국에서 추천하는 소독약은「세네풀에스액」같은 나파
졸린염산염, 디부카인염산염, 벤잘코늄염화물, 클로르페니라민말레
산염 등이 든 소독액이나「애니클린」같은 나파졸린염산염, 디부카
인염산염, 디펜히드라민염산염, 알란토인, 클로르헥시딘글루콘산염
등이 든 소독약입니다. 두 종류 모두 자극도 덜하고 통증이나 가려움
증도 완화합니다.

187

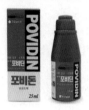

　소독을 하고 나면, 이제 앞에 설명했던 「후시딘」이나 「마데카솔」 같은 항생제 연고를 바를지, 많이 들어본 「듀오덤」이나 「메디폼」 등을 바를지 고민이 될 것입니다.

　상처의 깊이 혹은 부위에 따라 기간이 다르지만, 대략 상처가 공기 중에 노출되면 7일 정도, 습윤 환경이 유지되면 4일 정도에 회복됩니다. 습식환경을 유지한다는 의미는, 상처 부위를 밀폐해 이물질은 차단하고, 수분과 진물이 적절히 유지되어 상처 치유를 돕도록 만드는 것입니다. 그래서 진물이 나는 상처에는 습식환경을 유지해주는 「듀오덤」이나 「메디폼」 같은 제품이 더 인기가 있습니다. 단, 상처 부위가 넓고 깊으면 병원으로 가셔야 한다는 점도 잊지 마세요.

　상처 부위가 깨끗하고 깊이도 깊지 않고 진물도 안 나온다면 앞에서 본 덱스판테놀류의 연고가 증상 완화에 도움이 됩니다. 한편, 흙이나 지저분한 물질에 접촉해 상처 부위의 감염이 의심된다면 「후시딘」이나 「마데카솔」 같은 항생제 연고를 바르고 **일반 밴드**도 사용 가능합니다. 이때 감염 위험이 없는데 예방 목적으로 항생제 연고를 사용하지 않도록 합니다.

　진물이 적거나 중간 정도인 상처이면서 감염 위험이 없는 상처(예를들면 점 뺀 후 상처 혹은 여드름 압출 후 상처)에는 상처 부위 습윤 환경 유지가 중요합니다. 하이드로콜로이드는 젤라틴, 카르복시메

188

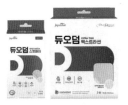
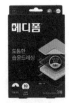

칠셀룰로즈. 펙틴으로 구성되는데 진물과 만나면 콜로이드겔을 형성해 습윤을 유지하는 원리입니다. 「**듀오덤**」, 「**이지덤**」 등을 사용하되 대략 2~3일에 한 번 교체해도 되지만 진물이 흐르지 않으면 더 두어도 됩니다. 단, 너무 자주 제품을 갈기 위해 떼었다 붙였다를 반복하며 상처를 자극하지 않습니다. 점착제에 알레르기 반응이 생길 수 있고, 제거시 새로 생긴 피부 조직이 떨어져 나갈 수도 있으니 조심합니다.

진물의 양이 중간 이상이라면 폴리우레탄 폼인 「**메디폼**」 등의 제품을 사용합니다. 쿠션이 있어 상처가 보호되며, 필요한 경우 항생제 연고와 병용할 수도 있고 단독으로도 씁니다. 보통 3~4일 간격으로 교체하되, 진물 때문에 폼이 부풀어올랐다면 더 빨리 교체합니다.

「듀오덤」, 「이지덤」, 「메디폼」 등은 모두 의료기기로 분류되며 약국에서도 팔지만, 온라인으로도 제품을 살 수 있어 환자 스스로 선택의 폭이 다양합니다. 어떤 제품을 고를지 잘 모르겠다면 약국에서 약사님과 상의 후 구입하세요.

이후 진물이 더 이상 나오지 않고 딱지가 떨어진 후부터는 앞서 나온 흉터연고를 꾸준히 사용하면 되겠습니다.

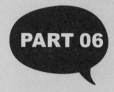

PART 06

남모르는
고통

치질, 탈모, 비듬 등 남들한테 숨기고 싶은 질환이 있으신가요?
사실 진료를 통해 정확한 병명을 확인하고 약을 처방받는 것이 도움이 되지만,
선뜻 병원으로 발이 떨어지지 않아 진료를 미루는 분들이 많습니다.
또 본인 생각에 당장 불편하다는 느낌이 덜 들어 그냥 두다가
오히려 증상이 더 심해지기도 합니다. 이럴 때 이용해 볼 수 있는 것은
가까운 동네 약국에서 찾는 일반의약품입니다.
다른 약도 마찬가지지만 이러한 일반의약품은
약사님과 충분히 상담 후 구입하고, 정확한 용법에 따라 사용하세요.
자칫 본인의 임의적인 판단으로 병을 키울 수도 있습니다.
남들에게 얘기하기 전에는 모르지만, 본인은 힘든
여러 질환에 쓰는 일반의약품을 알아봅니다.

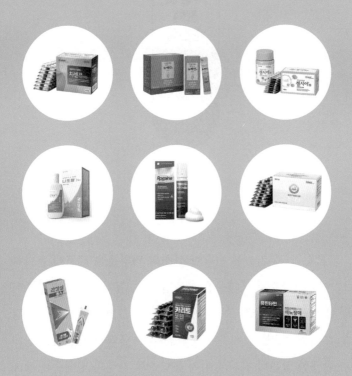

혈액은 인체 기능에 필요한 산소와 영양분을 세포에 운반하고, 이산화탄소나 노폐물은 배출합니다. 혈액이 심장으로부터 인체 조직으로 전달되는 것이 동맥순환, 혈액이 조직에서 심장으로 되돌아오는 것이 정맥순환인데요. 혈액순환 장애는 장애가 발생한 혈관의 위치에 따라 동맥순환 장애와 정맥순환 장애로 나뉩니다. 우리가 흔히 아는 하지부종, 정맥류, 치질 등은 정맥순환 개선제를 필요로 하는 질환입니다. 정맥순환 장애의 증상은, 하지에 혈액이 고여 다리가 붓고, 파란색의 정맥 혈관이 울퉁불퉁하게 보인다거나, 항문 주위에 혈관이 늘어져 부풀어 올라 치핵이 생기기도 합니다. 발병 원인으로는 노화로 인해

정맥의 탄력성이 감소하거나, 정맥 판막 기능 부전이 원인이기
도 합니다.

「**치센캡슐**」은 디오스민 300mg 단일성분으로, 감귤류 껍질에
풍부한 헤스페리딘 유래 플라보노이드 계열 물질입니다. 림프
배액과 미세 순환을 도와 모세혈관 투과성을 정상화시키고, 정
맥 긴장도와 탄력성을 증가시킵니다. 또 염증 매개체인 프로스
타글란딘을 감소시켜 항염작용으로 모세혈관 손상과 하지 정
맥순환에도 도움을 줍니다. 적응증으로는 치질 외에도 정맥류,
정맥부전(임신시 포함), 정맥염후증후군 등으로 인한 여러 증
상의 완화(하지 중압감, 통증, 부종), 모세혈관취약증에 의한
출혈 증상인 자반증에 효능·효과를 인정받았습니다.

치질은 혈관성 질환으로, 정맥 혈관에 과도한 압력이 가해지
거나 혈액이 정체되어 혈관이 늘어져 생기는데, 다리 정맥류와
그 원리는 같습니다. 오래 서 있거나 앉아 있거나, 대변을 볼 때
항문에 과도하게 힘을 주거나, 급격한 다이어트, 임산부, 육식
위주 식단을 하는 사람이 걸리기 쉽습니다.

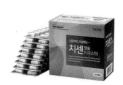

「치센캡슐」은 초기 치질 증상이 의
심될 때 먹으면 항문 혈관 상태를 개
선시켜 치질 증상을 완화합니다. 치질
이나 하지정맥류는 활동이 활발한 오

후 시간대와 활동이 끝난 저녁시간대에 심해지므로 점심, 저녁
으로 복용하며 1회 1캡슐을 점심, 저녁 복용합니다. 증상에 따
라 최대 6캡슐(1800mg)까지 복용할 수 있고, 임신 3개월 이내
금기 외에는 특별한 금기가 없어 3개월 이상 임산부와 수유부
도 사용 가능합니다. 주요 부작용으로는 약한 위장장애와 피부
발진 등이 보고되었습니다.

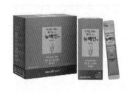

「뉴베인액」은 트록세루틴 3500mg
이 들어있습니다. 트록세루틴은 회화
나무에서 추출한 플라보노이드로 항
산화 항염작용이 있어 혈전 생성도
억제합니다. 또 정맥혈관의 탄력성을 회복시켜 말초혈관과 정
맥 혈행을 개선시키는 혈관보호활성을 가집니다. 만성정맥부
전시 부종에도 사용되는데, 이유는 모세혈관의 혈액 순환을 촉
진시키고, 모세혈관의 투과성을 정상화해 혈관내 체액이 조직
쪽으로 빠져나가지 않도록 하기 때문입니다.

하지 부종, 림프 순환 장애, 급성치질 등에 쓰이며 성인 1일
1회 1포를 복용하되 물 한 컵과 함께 식사 중에 복용하는 것이
권장됩니다. 수술 전에 복용할 경우 지혈이 안 될 위험이 있어
수술 후 피가 멎은 후부터 복용해야 하며, 헤파린을 복용 중이
거나 지혈이 잘 안 되는 분들은 복용시 주의합니다. 임신 초기

이 약 같이 먹어도 돼요?

3개월 이내거나 수유부, 간 질환자, 알코올 중독자, 간질 환자
는 복용 금기입니다.

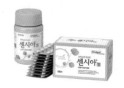

「센시아정」은 센텔라정량추출물
30mg(아시아티코시드로서 12mg)
이 들어있습니다. 이 성분은 앞에서
본 「마데카솔」 연고와 동일한 성분
맞습니다. 센텔라정량추출물은 플라보노이드와 트리터펜사포
닌인 아시아티코시드를 함유하는데, 항산화효과 뿐 아니라 혈
관벽 결합조직에 작용해 모세혈관 투과성을 감소시키고 정맥
탄력성을 향상시킵니다. 정맥순환개선제 시장이 200억원대로
추정되는데 그중 매출 1위 제품이 바로 「센시아정」으로 정맥,
림프 부전과 관련된 증상(하지둔중감, 통증, 하지불온증상)에
사용합니다. 앞 두 제품과 달리 치질에 대해서는 따로 적응증
을 인정받지 않았으며, 하루 1~2정 식사와 함께 복용합니다.
임산부와 수유부에 금기이며 구토, 식욕부진이나 알레르기, 가
려움, 광과민이 나타날 경우 복용을 중단합니다.

이 약 같이 먹어도 돼요?

✦「치센캡슐」(디오스민), 「뉴베인액」(트록세루틴)은 플라보노
이드 계열이고 「센시아정」도 생약 성분인 센텔라정량추출물이
라서 다른 약과 심각한 상호작용이 밝혀진 바가 없습니다.
✦치질로 항문의 불편감이 심하다면 치질 연고나 좌제의 동시 사
용도 좋습니다.

이 식품이나 영양제 같이 먹어도 돼요?

✦치질이 있다면 섬유질과 충분한 수분 섭취가 도움이 되며 가공
식품, 인스턴트 식품은 줄여야 합니다. 또한 변이 딱딱해 계속 출
혈이 있다면 변을 무르게 하는 마그네슘을 추천합니다.
✦「치센캡슐」, 「뉴베인액」 등은 부종 완화에 도움이 되는데, 수
술 후 급성 붓기가 심하다면 냉찜질과 이뇨작용이 있는 호박즙,
옥수수수염차, 미역국의 섭취도 좋습니다.

올바른 생활습관

✦치질 예방을 위해서는 10분 이상 변기에 앉아 있지 않기, 과도
하게 힘주지 않기, 섬유질과 물 충분한 섭취 등 평소 배변습관이
중요합니다. 생활습관 개선이 되지 않으면 재발이 잦기 때문에
한 번 치질이 생기면 꾸준한 관리가 필요합니다.
✦하지 불편감을 개선하기 위해서는, 장기간 앉아 있거나 서 있

는 경우 혈액이 다리에 정체돼 증상이 악화될 수 있으므로 압박 스타킹을 착용해 혈액이 정맥 내에 울혈되는 것을 막습니다. 또 꽉 조이는 옷이나 신발을 신는 것을 피합니다.

✚ 정상 체중을 유지하고 가벼운 운동을 해주는 것도 혈액 순환에 도움이 됩니다.

✚ 심한 하지정맥류처럼 혈관 구조가 망가졌다면 일반의약품으로 대단한 효과를 보긴 어려우니 진료를 통해, 시술이나 수술을 고려해보는 것도 좋겠습니다.

 다시 한 번 정리해드릴게요^^

「치센캡슐」, 「뉴베인액」, 「센시아정」 셋 모두 정맥순환 개선에 쓰이는데 「치센캡슐」, 「뉴베인액」은 치질에도 사용됩니다.

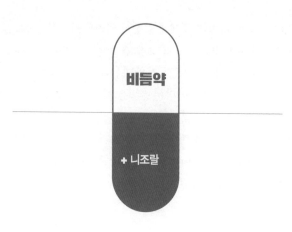

비듬약

+ 니조랄

　은근하고 지속적인 가려움과 하얀 각질로 인해 자칫 지저분한 사람으로 보일 수 있는 비듬은, 대략 성인의 절반에서 경험한다고 알려져 있습니다. 우리 피부는 매일 생성과 탈락을 반복하며 세포 교체가 이루어지는데, 비듬은 세포 교체 주기가 비정상적으로 빨라져 유발됩니다. 모발이 불결해서 생기거나 전염되는 질병은 아니며 보통의 세포 교체 주기가 25~30일인데 비듬은 13~15일로 두 배쯤 짧아져 인설(각질)이 증가하고 가려움, 홍반, 기름진 피부 등의 증상을 보입니다. 안드로겐 과다 등 호르몬 불균형, 두피 피지선의 과다 분비, 두피 세포의 과다 증식, 스트레스, 다이어트, 면역력 저하 등이 원인으로 지목

이 약 같이 먹어도 돼요?

되며, 효모균인 말라세지아균(Malassezia furfur)의 분비물도 원인이 됩니다. 이 균은 피지선이 발달한 곳에서 증식하는데, 말라세지아가 분비하는 다양한 효소들이 각질층 세포를 자극하고 염증반응을 유발합니다.

비듬은 건성과 지성 비듬이 있는데, 건성 비듬은 피지선 기능 저하로 피지 분비가 억제되어 피부 건조로 인한 각질 이상증으로 인해 발생합니다. 건성 비듬이 하얗고 크기가 작으며 심하게 가려운 반면, 지성 비듬은 피지가 많이 분비돼 누렇고 크기가 큰 편입니다.

비듬 증상이 경증인 경우는 항진균 샴푸를 사용해 치료 가능합니다. 「니조랄2%액」은 케토코나졸 성분의 항진균제 샴푸로 진균의 세포벽을 이루는 에르고스테롤의 합성을 억제해 경증의 비듬에서부터 중등도 이상 두피의 지루피부염에 모두 효과적입니다. 몸통, 얼굴, 두피, 머리카락 등 감염 부위에 이 약을 바르고 3~5분간 적용한 후에 헹구어내면 되는데 비듬 및 지루피부염의 치료는 1주 2회, 2~4주간 적용하고, 재발 방지 차원에서는 1~2주마다 1회 적용합니다. 어루러기 치료는 1일 1회, 최대 3일간만 씁니다.

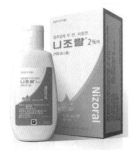

「니조랄2%액」은 샴푸로 알려져있지만, 두피부터 전신, 얼굴에도 사용할 수 있는 광범위 항진균액입니다. 바디워시로 사용하면 지루피부염, 어루러기 등과 같은 곰팡이성 피부염 치료와 예방에도 효과를 볼 수 있으나 케토코나졸과 같은 아졸계 항진균제는 장기간 사용시 내성의 문제가 있습니다. 장기간 사용시에도 개선이 없을 경우 반드시 피부과 진료가 필요합니다. 전신 부작용은 드물지만 바른 부위의 홍반, 가려움증, 자극감, 피부 건조, 탈모 등이 나타날 수 있습니다. 임부, 수유부, 소아에게 안전성이 확립되지 않았습니다.

이 약 같이 먹어도 돼요?

✚ 동종의 항진균(곰팡이)제인 미코나졸, 에코나졸, 이소코나졸 등을 함께 사용시 과민반응 및 교차반응이 나타날 수 있습니다.
✚ 가려움증, 염증, 붉은 기가 있는 경우 약국에서 파는 두피에 바르는 액제(「두피앤」 등)도 같이 쓸 수 있으나, 이러한 두피 액제에는 스테로이드가 함유돼 2주 이상 장기간 사용하지 않습니다.

올바른 생활습관

✚ 스트레스를 줄이고 술, 고기 등 기름진 음식과 알코올 섭취를 삼가고 두피에 자극이 가지 않도록 합니다.

✚ 두피에 땀을 흘려 습한 환경을 만들지 않습니다. 머리를 신속하게 말리되, 모자는 될 수 있으면 자제하고 가렵다고 자주 긁지 마세요.

✚ 경증의 비듬인 경우 생활습관 교정과 일반 샴푸 교체부터 시도합니다. 「니조랄2%액」을 바르지 않는 날에는 일반 샴푸로 머리를 감는데, 이때 사용하는 일반 샴푸는 두피의 pH와 같은 약산성 샴푸, 비듬 전용 샴푸를 사용하는 것이 좋습니다.

 다시 한 번 정리해드릴게요^^

💊 「니조랄2%액」은 샴푸로 알려져 있지만, 두피부터 전신, 얼굴에도 사용할 수 있는 광범위 항진균액입니다. 단, 아졸계 항진균제는 장기간 사용 시 내성의 문제가 있습니다.

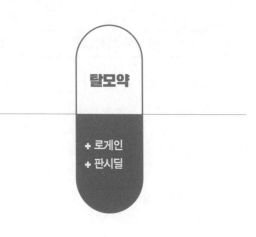

탈모약

+ 로게인
+ 판시딜

탈모증은 정상적으로 모발이 있어야 할 곳에 모발이 없는 상태를 말합니다. 일반적으로는 하루 기준 100개 이상의 모발이 빠지는 것을 탈모라고 정의합니다. 국민건강보험공단에 따르면, 탈모증으로 치료를 받은 환자는 2022년 기준으로 24.8만 명입니다.

샴푸습관 등의 개인 위생, 지루성 피부염 등 두피 관리, 심한 정신적 스트레스, 수면 부족, 급격한 다이어트로 인해 탈모가 생길 수 있습니다. 또 경구 피임약, 헤파린, 비타민A나 그 유도체 등의 약물을 복용하며 나타난 탈모일 수도 있습니다. 탈모증은 정확하게 진단하고 적절한 치료를 하는 것이 중요하기 때문에 심한 경우 임의로 판단하지 말고 병원에 방문하세요.

미국 FDA에서 탈모 치료제로 인정한 품목은 현재 두 가지입니다. 「프로페시아」라는 약으로 알려진 피나스테리드 1mg 제품과 바르는 미녹시딜 외용제입니다. 전립선비대증약이기도 한 「아보다트」의 성분 두타스테리드는 미국 FDA가 탈모치료제로 인정하지 않았으나, 우리나라는 성인 남성(만 18~50세)의 남성형 탈모(안드로겐성 탈모)에 승인되어 치료제로 사용됩니다. 즉, 우리나라에서 시판되는 탈모치료제는 피나스테리드, 미녹시딜 외용제(먹는 약은 해당 아님), 두타스테리드 뿐입니다.

이 중 평소 탈모에 관심은 있지만 병원에 가지 않고 약국에서 구입할 수 있는 약이 바르는 성분의 미녹시딜 제제입니다. 피나스테리드와 두타스테리드 성분의 약들은 모두 전문의약품이라서 병원에서 처방을 받아야 하기 때문입니다.

「로게인폼」은 바르는 미녹시딜 외용제로서, 미녹시딜 성분이 5% 들어있습니다. 남성 여성 모두 안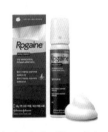드로겐성 탈모에 효과를 인정받았습니다. 안드로겐성 탈모는 남성은 M자형 탈모라 부르며 정수리나 앞이마 모발이 소실되 헤어라인이 뒤로 밀립니다. 여성은 정수리 부분에서 확산해 앞이마 부분의 모발이 얇아지는 것을 말합니다. 원래 미녹시딜 외용제 5%는 남성 탈모에만 사용하고 여성 탈모에는 미녹시딜 2%나 3%만을 사용합니다. 이유는 여성이 미녹시딜 5%를 사용하면 미녹시딜의 효과가 더 강하게 나타나 이마에 잔털 등 털의 증가가 심하기 때문입니다. 하지만 「로게인폼」은 겔, 젤이 아닌 외용제 폼 형태의 5% 미녹시딜로, 2014년 FDA에서 유일하게 여성에게도 사용이 승인되어 남녀 모두 사용 가능한 점이 특이점입니다.

미녹시딜은 경구용 고혈압약으로 사용되다가, 이후로는 모발이 자라는 부작용이 확인되면서 외용제가 탈모치료제로 쓰이고 있습니다. 말초 혈관을 이완시켜 두피 혈류를 순환시키고, 모낭 주위의 모세혈관을 자극해 혈류를 원활하게 합니다. 또한 미녹시딜 용제로 들어간 에탄올에 의한 국소자극 효과도 두피 혈류량을 증가시킵니다.

가끔 미녹시딜 외용액 사용 후 머리가 더 빠진다는 분들이 계신데 이것은 쉐딩현상입니다. '쉐딩현상'이란 사용 시작 한 달 전후로 기존의 약하고 가느다란 휴지기 모발이 빠지고 새로운 성장기에 있는 건강한 모발이 올라와 기존보다 머리카락이 더 빠지는 것처럼 보이는 현상입니다. 대개는 꾸준히 사용하면 건강한 모발이 더 잘 자라게 되므로 크게 걱정하지 않아도 되며, 탈모 치료를 중단하면 탈모가 재개되기 때문에 탈모 치료제는 4개월 이상 꾸준히 사용해야 효과적입니다. 남성은 하루

2번, 여성은 하루 1번 1g씩 사용합니다. 수영이나 샤워는 도포 후 약 4시간 이후 또는 완전히 두피가 마르면 가능합니다.

부작용은 가려움증, 피부염, 피부건조, 다모증, 모낭염, 두통 및 어지러움 등이 있습니다. 또 일부 미녹시딜 제품 중 프로필렌글리콜(PG)이 든 것은 두피건조, 비듬, 접촉성피부염이 발생하기도 하는데, 「로게인폼」은 PG가 없어 피부 자극이 덜합니다. 임산부, 18세 미만, 미녹시딜에 과민반응을 보이는 환자에게 사용하지 않습니다. 외용제이기 때문에 용량을 맞춰 국소 작용하기에 부작용은 덜하나 가슴통증, 가슴 두근거림이 나타난다면 미녹시딜 제제를 과량 사용하고 있는 것은 아닌지 확인해야 합니다.

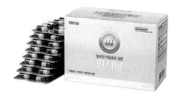

「판시딜캡슐」은 약용효모가 주성분인 탈모의 보조치료제이자, 손상된 모발, 감염성이 아닌 손톱의 발육부전에 효능을 인정받은 일반의약품입니다. 탈모에 약효를 기대하고 먹는다면 맥주효모가 아닌 약용효모가 주성분인 제품을 고릅니다. 참고로, 맥주효모는 맥주의 발효과정 중 생기는 '사카로미세스' 속의 효모를 건조하여 얻어집니다. 맥주효모는 양질의 식물성 단백질, 셀레늄과 크롬 등 미네랄, 베타글루칸 등도 함유하고 있습니다. 하지만 맥주효모 자체는 건강 기능성 식품의 원료로 인정받지 않아 현재 판매하는 맥주효모만 든 단일제품은 모두 일반 식품입니다.

약용효모는 모낭 세포의 분열을 촉진하고 상피 세포 증식에 작용, 모발이 자라는데 필요한 다양한 영양성분을 공급합니다. 그밖에도 대사 능력을 향상시키고 모발 형성 세포의 증식을 돕는 티아민, 모발 세포의 증식을 위한 에너지 대사를 도우며 조직 세포의 성장과 재생을 자극하는 판토텐산, 모발의 주성분 케라틴과 L-시스틴, 머리색 유지에 도움이 되는 p-아미노벤조산 등도 들어있습니다. 1일 3회 한 알씩 복용하고 3개월 이상 복용해야 합니다. 주의할 점은 이 약은 탈모의 보조적 치료제인 점, 확산성 탈모에만 효과가 있다는 점입니다. 확산성 탈모는 흔히 여성형 탈모라 부르며 정수리 부근부터 비면서 모발이 가늘어지는 형태입니다. 남성형 탈모인 M자형 탈모에는 피나스테리드나 두타스테리드 같은 전문 처방약이 더 효과적이며, 약용효모는 보조적으로만 섭취합니다.

효모 성분은 요산을 만들어내는 퓨린이 풍부합니다. 통풍은 요산이 혈중에 축적되어 염증과 통증을 만드는 병입니다. 때문에 통풍 환자 또는 고요산혈증 환자가 효모를 먹는다면 퓨린

이 약 같이 먹어도 돼요?

성분 때문에 통풍 증상이 악화될 수 있어 주의가 필요합니다. 또 가스가 차거나 소화불량 증상이 있을 수 있으므로 만성소화불량 환자, 저산증인 사람도 주의합니다. 부작용이 거의 없어 장기간 치료에 적합하나, 드물게 위통, 구토 등 위장관 불쾌감과 빈맥, 소양증, 두드러기 등이 보고됩니다. 임부 및 수유부는 상담 후 투여하며 보통 3~4개월 이후부터 효과를 나타냅니다.

이 약 같이 먹어도 돼요?

✚ 국소에 바르는 미녹시딜은 저농도로 피부에 흡수되기에, 전신 부작용 발생은 적은 편입니다. 바르는 미녹시딜과 알려진 다른 약과의 약물 상호작용은 없지만, 미녹시딜을 구아네티딘과 같은 혈압약과 같이 투여하는 경우 기립성 저혈압의 발생률을 증가시킬 수도 있다고 알려져 있습니다. 하지만 현재 구아네티딘 제제는 시판되고 있지 않습니다.

✚「판시딜캡슐」은 설폰아미드 제제와 동시 복용시 주의합니다. 설폰아미드 제제는 유기화학적 구조에서 설폰아미드기를 함유한 것으로, 대표적으로 세레콕시브 같은 소염진통제, 트리메토프림과 같은 항생제, 퓨로세미드 같은 이뇨제 등이 있습니다.「판시딜캡슐」속 p-아미노벤조산과 설폰아미드 제제의 상호작용으로 인해 약효가 떨어질 수 있습니다.

✚「판시딜캡슐」은 흉터로 인한 탈모, 안드로겐 유전성 탈모, 남성형 탈모에는 사용하지 않습니다.

이 식품이나 영양제 같이 먹어도 돼요?

✚ 과일, 채소, 콩류 같은 식물성 탄수화물들은 도움이 되지만 감자, 밀가루 음식, 흰쌀밥은 과량 섭취시 호르몬의 균형이 깨져서 모발에 좋지 않습니다. 단백질은 생선, 껍질 제거한 닭고기, 기름기 제거한 고기 등 순수한 동물성 단백질이나 콩류의 식물성 단백질을 섭취하며, 지방은 참깨 기름, 달맞이꽃 기름, 올리브 기름, 땅콩 기름 등 불포화 지방산을 섭취합니다.

✚ 녹차 속 카테킨 성분이 항안드로겐 특성이 있습니다.

✚ 비타민C, 철분, 아연, 구리, 필수아미노산, 비타민B군 중 특히 판토텐산 전구체인 덱스판테놀, 비오틴 등은 모발 건강을 위한 영양제로 알려져 있습니다. 「뉴모나」 등의 경구용 덱스판테놀 일반의약품은 1일 1정씩 하루 3번 복용이며, 탈모의 보조치료제로 두피의 염증 완화와 보습작용이 주역할입니다. 비오틴 역시 탈모 보조제품이며, 비오틴 결핍으로 인한 손발톱 또는 모발 성장 장애에 효과를 인정받아 일반의약품으로 제품(「비오틴골드」 등)이 나옵니다. 개인에 따라 1000mcg 이상의 비오틴 복용시 여드름 부작용이 나타나기도 합니다.

✚ 일 10만IU 이상의 비타민A, 600IU 이상의 비타민E 등 과한 영양소 공급은 오히려 탈모를 유발할 수 있습니다.

✚ 사실, 2023년까지는 모발 건강 관련 기능성 원료로 국내에서 허가받은 제품이 없었는데요. 최근에 '모발상태(윤기, 탄력) 개선에 도움을 줄 수 있음'으로 제품이 출시되었습니다.(「헤어콜라겐인텐스」, 「헤어솔루션 케라넷」) 모발 관련 기능성 시장은 초기 단계이며 탈모가 아닌 윤기나 탄력 등의 개선으로 기능성을 인정

받은 점 참고하세요. 우리나라에서 치료제로 시판되는 탈모약은 피나스테리드, 미녹시딜 외용제(먹는 약은 해당 아님), 두타스테리드 성분 뿐입니다.

올바른 생활습관

✚ 무리한 다이어트나 아침밥을 거르는 습관 등으로 인해 영양에 균형이 깨지게 되면, 자연히 모발에도 문제가 생깁니다.

✚ 부족한 수면은 체온을 낮추어 혈액 순환이 제대로 되지 못해 모발 성장을 방해하며, 과도한 스트레스 또한 두피의 혈관을 수축시켜 모발에 문제가 생깁니다.

✚ 머리를 감을 때 두피를 과도하게 비비지 말고, 고온의 드라이도 피합니다. 무스나 젤, 과도한 펌이나 염색도 두피 트러블의 원인이 됩니다.

✚ 흡연은 탈모와 관련 있는 호르몬들을 모두 증가시킵니다.

 다시 한 번 정리해드릴게요^^

💊💊 「로게인폼」은 바르는 미녹시딜 외용제로서 남성 여성 모두 안드로겐성 탈모에 효과를 인정받은 탈모 치료제입니다. 한편, 「판시딜캡슐」은 탈모의 보조적 치료제인 점, 확산성 탈모에만 효과가 있다는 것이 차이입니다.

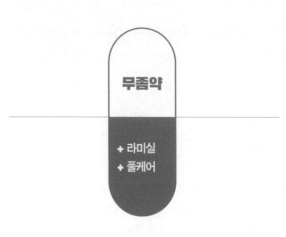

무좀약

+ 라미실
+ 풀케어

여름, 특히 장마철만 되면 약국에서 매출이 더 증가하는 제품이 있다?

네, 바로 무좀약입니다. 건강보험심사평가원에 따르면, 2022년 7~8월 손발톱무좀으로 병원을 찾은 환자는 57만여 명에 달합니다. 수영장이나 목욕탕 등에서 감염된 환자로부터 떨어져 나온 각질(인설)을 발로 밟게 되면 그 균이 다른 사람의 발로 옮겨 족부백선(무좀)에 걸리기 쉽습니다. 더군다나 습도가 높은 날씨는 무좀균이 증식하기 더없이 좋은 환경입니다.

피부사상균은 표피의 각질층, 모발, 손톱 및 발톱 등 각질에 기생하며, 이를 영양분으로 해 생활하는 진균류, 즉 곰팡이를 말합니다. 백선은 피부사상균에 의한 모든 표재성 감염을 의미합니다. 어디에 생기는가에 따라 머리(두부백선), 몸통(체부백선), 사타구니(완선), 대퇴부(고부백선), 손(수부백선), 발(족부백선), 손발톱(조갑백선) 등으로 분류하며 가장 빈번히 발생하는 것은 발(족부백선, 무좀)이고 전체 백선의 33~40%를 차지합니다. 문제는 발에서 시작해 손, 사타구니, 손톱, 발톱 등 다른 부위로 번지기도 하며 만성으로 진행되는 경우가 많다는 것이죠. 무좀 치료는 증상이 호전되어도 치료를 중단하면 재발의 위험이 있어, 증상이 없어진 후 2주까지 더 사용하는 것이 낫습니다.

먹는 경구용 항진균제는 모두 전문의약품이고 여기 소개하는 국소용 외용 항진균제는 약국에서 구입 가능합니다.

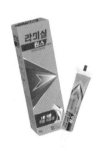

「라미실원스외용액」은 테르비나핀염산염 성분의 바르는 무좀약입니다. 이 성분은 진균의 세포막 필수성분인 에르고스테롤의 합성을 저해합니다. 「라미실」은 226억 테르비나핀 제제 시장에서 2023년 매출 93억을 달성한 시장 1위 브랜드로, 특히 「라미실원스외용액」은 FFS(Film Forming Solution) 특허 기술을 통해 최소 2~3주간 관리해야 하는 무좀 치료 기간을 획기적으로 줄였습니다. 바른 후 2분 이내에 투명하고 매끈한 막이 형성되고, 30분 내에 테르비나핀 성분이 각질층으로 전달되어, 13일간 각질층에 잔존하면서 진균을 사멸시켜 최대 3개월간 재발 방지에 도움을 줍니다. 이 약은 15세 이상의 족부백선(발백선증, 무좀)에 단 1회 적용해 13일간 약효가 유지됩니다.

사용방법은 제일 먼저, 양쪽 발과 양쪽 손을 깨끗이 씻고, 완전히 건조시킨 후 질환 부위와 그 주위가 충분히 적셔지도록 충분한 양을 바릅니다. 진균(곰팡이)의 완벽한 치료를 위해서는 아픈 부위 뿐 아니라 다른 쪽 발 모두에 적용해야 합니다. 발가락 사이 모두 얇게 펴 바르고 발바닥 전체와 발바닥으로부터 약 1.5cm 높이까지 이 약을 적용하며 필름이 될 때까지 1~2분간 건조시킵니다. 이후 손을 씻습니다. 이 약의 효과를 높이려면 적용 후 24시간 동안 씻지 않고 그대로 둬야 하기 때문에, 샤워 또는 목욕 후에 바르기를 권장합니다. 일주일이 지나도 개선이 없으면 병원에 방문해야 합니다.

「풀케어네일라카」는 시클로피록스 성분의 손발톱 무좀 치료제입니다. 시클로피록스 성분의 정확한 기전은 알려져 있지 않으나, 곰팡이 세포 내 과산화물 분해를 담당하는 금속 의존 효소를 차단합니다. 일반적으로 무좀 치료에 사용되는 연고, 크림, 겔 형태는 손발톱에 침투가 어려워 손발톱 무좀에는 네일라카가 주로 쓰입니다. 손발톱 무좀은 다른 말로 조갑진균증이라고 하는데, 손톱보다 발톱에서 4~10배 정도 더 흔하게 발생합니다. 손발톱 무좀에 걸리면 손발톱 모양이 변형되고 쉽게 부스러지고 떨어져 기능적, 심미적 불편감이 있을 뿐 아니라 앞에 나온 족부백선(무좀)보다 치료가 더 오래 걸립니다. 「풀케어네일라카」는 18세 이상의 조갑진균증(손발톱 무좀)에 하루 한 번만 바릅니다.

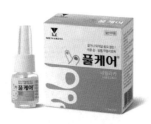

  손발을 씻고 건조시킨 후 하루에 한 번 얇은 막이 형성되도록 부위에 바르며, 손발톱 전체와 손발톱 주위 5mm의 피부, 가능하면 손발톱 끝의 아래 부분에 바릅니다. 30초 정도 건조시킨 후 적어도 6시간 동안은 씻지 않아야 하므로 취침 전이 좋습니다. 약은 물로도 충분히 제거돼서 실수로 손이나 발을 물에 씻었다면 이 약을 다시 바릅니다. 정기적으로 자라난 손발톱 끝부분과 질환 부위는 가위나 손톱깎이 등으로 잘라주며, 적용 기간은 일반적으로, 손톱의 경우는 대략 6개월, 발톱의 경우는 9~12개월이 예상됩니다. 만약 효과가 없거나 환부(질환 부위)가 광범위할 경우 의사와 상담합니다. 주의할 것은, 네일라카라는 이름이 붙어도 사용방법이 다 같지 않아 제품별 설명서를 잘 읽어봐야 한다는 점입니다. 「로푸록스네일라카」나 「로세릴네일라카」는 감염 부위를 갈아내야 하지만, 「풀케어네일라카」는 침투력이 우수해 손발톱 감염 부위를 갈아내거나 남은 약액을 닦아낼 필요가 없습니다.

이 약 같이 먹어도 돼요?

✤ 진물이 나오거나 발가락 사이가 갈라진 무좀 등에는 항생제나 스테로이드 치료 등이 선행되어야 합니다.

✤ 족부백선(무좀)이나 손발톱 무좀이 광범위하고 증상이 심할 경우 경구용 항진균제 치료가 필요할 수 있어 의사 진료를 통해 처방 받는 것이 좋습니다.

✤ 「풀케어네일라카」의 경우 당뇨병, 면역질환, 말초동맥질환, 부상을 입거나 통증이 있거나 심각하게 손상을 입은 손톱, 건선과 같은 피부 상태나 다른 만성 피부 상태, 부종, 호흡장애(황색손톱증후군)가 있는 환자의 경우 안전성 · 유효성이 확립되어 있지 않으므로 치료를 시작하기 전에 의사나 약사에게 미리 알립니다.

이 식품이나 영양제 같이 먹어도 돼요?

✤ 무좀은 진균(곰팡이균)에 의해 생기는 것이기 때문에, 무좀에

좋은 식품이나 영양제는 따로 알려져 있지 않습니다. 하지만 손발톱 무좀이 낫고 건강한 손발톱이 되었을 때 비타민과 단백질을 섭취해 충분한 영양을 공급하는 것이 좋습니다.

올바른 생활습관

✚ 발무좀에서 손발톱 무좀으로 옮겨가는 경우가 있으니 무좀(족부백선) 예방이 먼저입니다.

✚ 꽉 조이는 신발은 피하고 땀을 잘 흡수하는 면양말을 신습니다.

✚ 하루 종일 신발을 신어야 한다면 집에 와 신발에 항진균 스프레이 등을 뿌려 둡니다.

✚ 가족이 감염될 경우 매트나 발수건을 따로 씁니다.

✚ 수영장, 목욕탕 등 공동 시설에서 슬리퍼, 손톱깎이 등은 이용하지 않습니다. 또한 발 깔개 등도 위험하니 다중이용시설 이용 후 발을 더 깨끗이 씻고 잘 말립니다.

✚ 손발톱은 깨끗하게 정리하고 너무 짧게 깎아 상처가 생기지 않게 합니다.

 다시 한 번 정리해드릴게요^^

💊 「라미실원스외용액」은 15세 이상의 족부백선(발백선증, 무좀)에 단 1회 적용하며, 「풀케어네일라카」는 18세 이상의 조갑진균증(손발톱 무좀)에 하루 한 번 바릅니다.

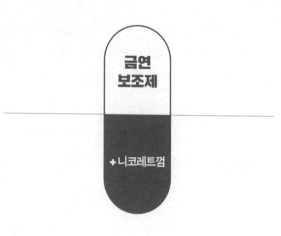

금연
보조제

+니코레트껌

담배는 폐암을 비롯한 각종 질환의 원인이 되는 것으로 알려져 있습니다. 담배 연기 속에는 약 4,000여 종의 화학물질과 1군 발암물질인 벤젠, 비소 등 70여 종의 발암 물질이 포함되어 있습니다. 질병관리청에서 2022년도에 발표한 《국민건강영양조사》 통계에 따르면, 만 19세 이상 한국 성인의 흡연율은 2022년 기준 17.7%입니다. 흡연율은 남자 30.0%, 여자 5.0%로 성별 차이가 크며, 연령별로는 40대가 가장 높고 이후 나이가 들수록 낮아지는 경향을 보입니다. 하지만 50대 19.4%, 60대 15.7%, 70대 7.1% 등 노년기에도 여전히 흡연자들이 많습니다. 금연을 쉽지 않게 하는 주범은 니코틴 성분으로, 중추신경계 및 말초신경계를 자극해 마약류와 유사하게 의존성과 중독성을 유발하기 때문입니다. 실제 1년 동안 금연에 성공하는 비율이 3~5%에 불과하니, 금연 자체를 개인의 의지로 하기보다는 금연 상담과 약물요법이 병행되어야 합니다.

금연보조제는 흡연 욕구와 흡연량을 감소시키고 금단 증상을 완화하기 위해 사용됩니다. 약국에서 구입 가능한 일반의약품은 니코틴 대체요법제로, 니코틴을 함유해 흡연자가 니코틴 금단 증상인 불안, 긴장, 불면, 집중 장애 등을 줄이고 흡연에 대한 욕구를 감소시킵니다. 패취제, 껌, 트로키제 등이 있고, 패취제가 일정한 농도로 니코틴을 공급하는 지속제인 반면, 껌이나 트로키제는 빠르게 작용해 순간적 흡연 충동을 제어하는데 효과적입니다.

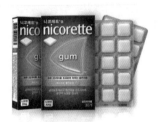

「니코레트껌」은 구강 점막을 통해 니코틴을 흡수시키는 제형으로 「니코레트껌」2mg은 니코틴폴라크릴렉스10mg(니코틴으로서 2mg), 「니코레트껌」4mg은 니코틴폴라크릴렉스20mg(니코틴으로서 4mg)이 들어있습니다. 투여량이나 기간

은 환자의 니코틴 의존 상태에 따라 결정하는데, 보통 하루 담배 한 갑(20개비 이하)을 피우면 「니코레트껌」2mg을, 그 이상은 「니코레트껌」4mg을 권장합니다. 씹는 방법은 쉬어가며 씹기인데요. 흡연 충동이 있을 때마다 1개를 10회 정도 천천히 씹다가, 강한 맛이나 얼얼한 느낌이 나면 씹기를 멈추고 진정될 때까지 볼 안쪽이나 잇몸에 두어 쉬었다가, 다시 30분간 천천히 씹습니다. 통상 금연 1개월차에는 하루 9~15개, 2개월차에는 하루 4~10개, 3개월차에는 2~5개를 씹고, 흡연 욕구가 감소하면 점차 씹는 양을 줄이되, 하루 최대 15개를 넘겨 복용하지 않습니다. 껌 종류는 보통 3개월 정도 사용하는데, 6주 이상 사용해도 1일 흡연량이 줄지 않거나 9개월까지도 금연 시도가 어렵다면 의사와 상담이 필요합니다.

금연을 결심하고 버티기 가장 힘든 시간이 금단 증상이 최고조에 달하는 첫 주이기 때문에(금연 첫주 실패 확률이 76%), 첫 주를 잘 버틴다면 금연 성공의 확률이 높아집니다. 「니코레트껌」은 보철 및 틀니를 한 경우 보철물을 손상시킬 수 있습니다. 불안정협심증, 최근 3개월 내 심근경색을 경험한 환자, 심혈관계 질환자나 급성 뇌졸중, 최근 뇌혈관 이상이 있었던 환자 등 뇌혈관성 질환자에게 금기이며, 임부 및 수유부와 18세 미만 소아 및 청소년에게도 사용 금기입니다.

이 약 같이 먹어도 돼요?

이 약 같이 먹어도 돼요?

✦ 이 약을 삼켰을 때 중독의 위험은 매우 낮습니다. 이는 껌을 씹지 않을 때는 흡수가 느리고 불완전하기 때문입니다.

✦ 금연시 약물의 약동학이 변해, 같이 복용시 용량 감소가 필요한 약물들이 있습니다.
- 파라세타몰, 카페인, 이미프라민, 옥사제팜, 펜타조신, 프로프라놀롤, 테오필린, 와파린, 에스트로겐, 리그노카인, 페나세틴, 인슐린, 프라조신과 라베타롤 등 아드레날린성 길항제, 플레카이니드

✦ 금연시 같이 복용하면 용량 증가가 필요한 약물도 있습니다.
- 이소프레날린, 페닐레프린 등 아드레날린성 효능제, 프로폭시펜

✦ 기타 금연과 관련된 다른 영향으로 푸로세미드에 대한 이뇨반응 감소, H2 길항제(억제제)의 궤양 치료율 감소가 있으며, 치료영역이 좁은 약물(예: 테오필린, 타크린, 클로자핀, 로피니롤)의 경우 약용량 조절이 필요할 수 있습니다.

이 식품이나 영양제 같이 먹어도 돼요?

✦ 니코틴껌을 사용하면서 동시에 담배를 피운다면 혈중 니코틴 농도가 상승하여 구역, 구토, 심한 두통, 혈압 상승, 심장 질환 등 부작용이 유발되니 절대 금연합니다.

✦ 산성을 띠는 청량 음료, 커피 등을 니코틴껌과 같이 마시면 점막을 통한 니코틴의 흡수를 방해하니 피합니다. 적어도 껌 씹기

15분 전부터 이러한 음료를 피하세요.

올바른 생활습관

✚ 2012년 발표된 메타분석 결과를 보면, 약물치료 없이 담배를 끊은 흡연자들은 1년에 평균 4.7kg 정도 체중이 늘어나 금연 의지가 줄어드는 경우가 있습니다. 꾸준한 운동과 식사 조절은 체중 증가를 줄이는 데에 도움이 되며, 니코틴 대체제와 같은 금연에 사용되는 1차 약물들은 체중 증가를 지연시키는 효과를 가지고 있으니 금연에 의한 체중 증가를 너무 걱정하지 마세요.

✚ 금연 약물보다는 전자담배를 선택하는 사람들이 많습니다. 니코틴이 들어있는 용액을 배터리에 있는 열로 기화시켜 담배와 유사하게 흡입하는 전자기구인데, 아직 기존 약물과의 비교, 안전성 문제 등이 해결되지 않아 금연 방법으로 추천되기에는 더 많은 연구가 필요합니다.

 다시 한 번 정리해드릴게요^^

💊💊 「니코레트껌」은 구강 점막을 통해 니코틴을 흡수시키는 제형으로, 흡연 충동이 있을 때 니코틴 금단증상을 완화합니다.

이 약 같이 먹어도 돼요?

**전립선
약**

+ 카리토포텐
+ 유린타민

전립선은 남성 생식기관의 일부로, 정자와 섞여 정액을 구성하는 액체를 만들어 수정 능력에 관여합니다. 또 전립선 내부의 평활근은 사정시 전립선액 분비를 촉진하는 역할도 합니다. 방광 아래에 위치하며 요도를 둘러싸고 있으나 나이가 들수록 요도 옆 이행대 부위가 집중적으로 비대해져 소변의 흐름이 감소하거나 막힐 수 있어 배뇨장애가 나타납니다. 전립선 비대증은 방관 하단에 위치한 전립선이 과도하게 커지면서 다양한 증상이 나타납니다. 요도를 압박해 압박뇨, 소변이 남은 것 같은 잔뇨감, 소변이 자주 마려운 빈뇨, 자다가 깨서 소변을 보는 야간뇨, 소변을 보고 싶어지면 참지 못하고 심하게 요의를 느끼는 절박뇨, 소변 줄기가 약해지거나 가늘어지는 세뇨 등이 주 증상입니다. 전립선은 40대 이후부터 서서히 커져 70대 정도에는 대부분의 남성에서 전립선비대증이 나타난다고 하지만, 노화의 자연스러운 과정으로 여겨 제때 치료받지 않으면 방광과 신장 기능의 저하와 합병증 위험이 있습니다. 최근에는 장시간의 좌식 생활, 운동 부족, 불규칙한 생활습관 등으로 20~30대 젊은 환자도 증가하고 있기에 남성에 있어 전립선 건강 관리가 더욱 필요합니다.

약국에서 사용해 볼 수 있는 일반의약품은 쿠쿠르비트 종자 유엑스(서양호박씨오일 추출물) 성분의 「카리토포텐연질캡슐」 이 있습니다. 현재 시장점유율 80.4%를 차지하는 제품입니다. 쿠쿠르비트종자유엑스는 불포화 지방산, 피토스테롤, 카로티노이드 등 다양한 활성 성분이 함유된 생약 성분으로 전립선 증식 억제뿐 아니라 염증성 물질도 억제하며, 방광근의 이완으로 배뇨 기능을 개선해 예전부터 유럽에서 배뇨장애와 비뇨기 질환에 사용되었습니다. 잔뇨감은 없으나 야뇨, 빈뇨 증상 및 요배출량이 감소한(초당 10~15mL 사이) 전립샘 비대에 의한 배뇨장애 또는 잔뇨감이 있고 야뇨, 빈뇨 증상 및 요배출량이 감소한(초당 10mL 이하) 전립샘 비대에 의한 배뇨장애에 사용되는 약입니다. 하루 2번 식전 복용합니다. 속쓰림, 위통, 구역 등의 위장장애가 나타날 수 있습니다.

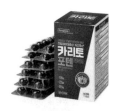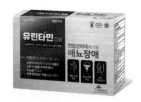

한편, 「**유린타민캡슐**」은 글리신 45mg, L알라닌 100mg, L글
루탐산 265mg 등 아미노산이 복합된 성분이 들어있으며, 전
립선 주위 염증 반응을 저해하는 의약품입니다. 약국 매출 100
대 품목에 들어가지는 않지만 비교를 위해 지면에 실었습니다.
전립선비대에 의한 배뇨곤란, 잔뇨 및 잔뇨감, 빈뇨 등에 사용
하며 하루 3번 복용합니다. 글리신은 항염작용으로 알려진 아
미노산이며, L알라닌은 포도당 대사에 관여해 에너지 생산에
도움을 줍니다. 또 L글루탐산은 근육이나 뇌에서 암모니아를
제거하고 질소 산화물을 배출시키는 작용을 합니다. 이 아미노
산 조합은 염증 반응으로 인해 전립선비대증이 악화되는 것을
막습니다. 성분이 아미노산 조합이기 때문에 장기 복용에도 특
별히 다른 약과의 상호작용 등이 보고되지 않았습니다. 단, 만
성신부전과 같은 신기능 저하 환자는 주의가 필요합니다.

이 약 같이 먹어도 돼요?

✚ 복용 중인 의약품 중 배뇨 곤란을 유발하는 항콜린성 약물이 있는지 확인합니다.(예: 페니라민 같은 항히스타민제 등)

✚「카리토포텐연질캡슐」을 알파차단제와 병용한 경우 혈압 저하, 어지러움, 피부 관련 부작용이 나타날 수 있으니 주의합니다.

✚「카리토포텐연질캡슐」과「유린타민캡슐」은 기전이 다르기 때문에 증상이 심하면 같이 복용해도 됩니다. 두 약물 모두 1개월 정도 복용하면 효과가 나타나기 시작하나 더 확실한 효과를 원한다면 3개월 이상 꾸준히 복용하는 것을 권장합니다.

이 식품이나 영양제 같이 먹어도 돼요?

✚ 과도한 육류의 섭취는 전립선비대증 증상도 악화시키며 전립선암 위험도 높입니다.

✚ 카페인, 음주는 이뇨작용을 증가시켜 전립선비대 증상이 더 심해질 수 있습니다.

✚ 녹차는 전립선암 발병 위험을 줄여주는 강력한 항산화제로, 비대해진 전립선의 크기를 줄이고 비뇨기 증상의 예방에 도움을 줍니다.

✚ 토마토는 라이코펜과 같은 항산화제가 들어 비뇨 기능 개선에 효과가 있습니다.

✚ 쏘팔메토는 전립선 세포증식 및 전립선 비대증 완화, 배뇨증상 개선, 항염증 작용으로 건강기능식품 기능성을 인정받았습니다.

하지만 쏘팔메토 추출물 효능에 대한 논란이 있어 이를 염려한다면 쏘팔메토 추출물인데도 약국에서 일반의약품으로 나온 「쏘메토연질캡슐」도 고려해 볼 수 있습니다.

✚ 비대해진 전립선 조직을 줄이는데 도움이 되는 아연의 보충도 좋습니다.

✚ 전립선 건강에 도움을 줄 수 있는 영양 성분으로 알려진 옥타코사놀, 호박씨추출물 복합물, 셀레늄 등도 함께 섭취 가능합니다.

올바른 생활습관

✚ 매일 운동, 특히 유산소 운동이 좋으며 체중을 줄이도록 노력합니다.

✚ 꽉 끼는 속옷을 피합니다.

✚ 술, 담배 등을 피합니다.

✚ 오래 앉아 있는 것은 가급적 피합니다.

✚ 소변을 오래 참는 것은 증상을 악화시킬 수 있습니다.

다시 한 번 정리해드릴게요^^

💊 「카리토포텐연질캡슐」은 남성 호르몬 대사에 관여하는 호르몬 자체를 억제해 전립선 증식을 막고, 「유린타민캡슐」은 전립선 주위 염증반응을 막아 전립선이 커지는 것을 막습니다.

〈이건 뭐약〉
약국을 똑똑하게 이용하는 방법 있나요?

네! 제품명만 말하고 휘리릭 약만 사 가는 분들도 많지만, 약국에서 좀 더 다양한 정보를 제대로 얻어 가시면 좋겠습니다.

코로나 기간을 거치면서 비대면에 익숙해져서인지 약국에서 파는 일반의약품과 온라인 제품이 엄연히 다르다고 아무리 말씀드려도, 약국에 가서 약사를 대면하면서 약을 사지 않고 온라인으로 제품을 스스로 고른다는 분들이 계십니다. 더군다나 요즘 SNS가 발달해서 여러 가지 정보가 인플루언서들을 통해 알려지다 보니, 온라인으로 뜬 약국 제품들을 사서 집에서 조합해서 드시거나 바르는 분들도 있습니다. 약국은 약만 파는 곳이 아닙니다. 내 건강에 도움이 되려면 어떻게 이용하면 좋을까요?

처방약 일반약 모두 단골약국을 만들어 두면 좀 더 편리합니다

큰 병원 근처 약국은 대기가 있어 약을 받기 위해 기다리는 경우가 많습니다. 그게 귀찮아 동네 약국에 가면 기다리지 않을 수는 있지만 처방받은 약이 없는 경우가 많습니다. 이럴 때 '대체조제'라고 해서 성분은 같은데 제약회사가 다른 약을 조제 받을 수 있습니다. 동일한 약을 조제하는 것이니 약사님을 믿으셔도 됩니다. 단, 처방받는 약들은 여러 과를 거치며 중복 조제되어 문제되는 약이 있는지 걸러지는 시스템이 있는데(DUR서비스), 처방 없이 사는 일반의약품은 환자가 말하지 않는 한 아무도 알 수 없습니다. 복용하는 약이 많

이 약 같이 먹어도 돼요?

다면 단골약국을 정해서 처방받는 약은 한 곳에서 조제 받아 여태 먹은 약들의 약력을 관리하고, 처방받은 약 외에 일반의약품으로 따로 복용하는 약이 있다면 약사님께 같이 말씀해주세요. 한 곳에서 약을 타지 않고, 여러 약국을 다녀 다른 곳에서 어떤 약을 처방받았는지 설명하기 힘들다면, 지난 1년간 이용한 처방의약품 확인이 가능한 건강보험심사평가원(www.hira.or.kr) '내가 먹는 약 한눈에' 서비스를 이용해보셔도 좋습니다.

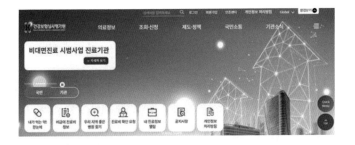

약값이 다른 이유가 있으니 몇백 원으로 약사님께 너무 화내지 마세요

몇백 원, 몇십 원으로 실랑이를 벌이는 전문직은 약사가 유일하지 않을까 생각합니다. 이미 병원에서 대기로 지친 환자분들이 약국에서 처방전으로 약을 살 때 평소와 약값이 다르면 화부터 내시는데 약값도 조금씩 다를 수 있습니다. 건강보험 적용이 되는 약을 처방전으로 지으면 약값이 같지만, 대형 종합병원이나 종합병원급에서 가벼운 질환으로 처방받았을 때 약값이 더 비싸질 수 있습니다. 감기와 같은 가벼운 질환은 동네 의원에 가라고 하는 이유도 이런 이유 때문입니다. 어떤 규모의 병원에 갔는지에 따라 보험이 적용되는 본인부담금이 바뀌어 약값도 바뀔 수 있다는 것이죠.

227

약국에는 야간 및 공휴일 할증 제도가 있어서, 평일 오후 6시~다음날 오전 9시 사이, 토요일 및 공휴일에 처방받은 약을 지으면 할증 금액이 붙습니다. 정말 급한 경우가 아니라면 평일 오전 9시~오후 6시 사이에 약국을 이용하는 것이 가장 좋습니다.

일반의약품은 사입가라고 해서 약국마다 들여오는 가격이 달라, 어떤 약국은 더 싸고 어떤 약국은 더 비쌀 수 있습니다. 서울의 종로 5가처럼 큰 약국들이 몰려있는 곳이나, 동네 대형 약국이 일반의약품 약값이 더 쌀 수 있지만, 가격만 싸고 가운은 입었지만 약사가 아닌 사람이 있는 곳 말고, 약사 명찰을 단 친절하고 충분하게 설명해주는 약사가 있는 곳을 단골약국의 기준으로 삼으면 좋겠습니다.

약, 영양제 모두 약사님과 상담하세요

전문의약품은 병원에서 처방전을 받아 약국에서 약을 탈 때, 복용 방법이나 주의사항을 그나마 듣고 가시는 편인데요. 처방전 없이 살 수 있는 일반의약품은 많이 안다고 생각해서 그냥 가시는 경우가 많습니다. 같이 먹으면 안 되는 것이 있는지, 조심해야 할 것이 있는지 등을 물어보시면 좋습니다. 하지만 사정상 어려우시면 이 책 각 장에 나온 〈이 약 같이 먹어도 돼요?〉, 〈이 식품이나 영양제 같이 먹어도 돼요?〉, 〈올바른 생활습관〉의 내용을 읽어주세요.

또한 건강기능식품의 경우는 온라인 구매가 가능해서 스스로 판단해 구매하는 경우가 더 많습니다. 약사와 상담해 구매하면 좀 더 나에게 필요한 영양제를 찾는 데 도움이 될 것입니다. 가끔 약사가 너무 바빠 보여 말 붙이기 힘들다는 분들도 계신데요. 제대로 된 설명을 듣고 먹거나 바르는 일은 매우 중요하기 때문에 미안해하지 마시고 편하게 묻고 필요한 정보를 얻어가세요.

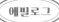

에필로그

이 책에서는 지난 5년간 약국 매출 100가지 품목 리스트를 기준으로 처방전 없이 살 수 있는 다양한 일반의약품들을 비교, 정리했습니다. 약의 종류가 워낙 많아서 리스트에 있지만 차마 담지 못한 약들도 있는가 하면, 리스트 품목은 아니지만 비교를 위해서 같이 지면에 실은 약들도 있음을 밝힙니다.

우리나라 약국은 접근성이 정말 좋습니다. 어느 약국을 들어가더라도 "○○약 주세요."라고 말하고 약을 사기 쉽습니다. 그런데 이런 약들은 다이소에서 구입하는 문구류나 가정용품과 다릅니다. 아무리 구입이 쉬워도 내 몸에 들어가 약효를 나타내고 영향을 미칠 수 있는 것이 약입니다. 그리고 약효와 함께 부작용도 있을 수 있습니다. 그럼, 부작용 있는 약은 왜 쓸까요? 부작용보다 약효로 얻는 이익이 더 크다고 판단하기 때문에 증상에 맞는 다양한 약들이 나오게 되는 것입니다.

가끔 약국에서 "이 약은 졸릴 수 있어요", "이 약은 위장 장애가 나타날 수 있어요" 등 주의사항 등을 설명하고 다른 것들도 알려드리고 싶은데, 환자분들은 너무 빨리 약국을 나가버리십니다. 또한 병에 걸리기 전에 생활습관이나 식습관으로 예방하는 방법도 중요한데 시간이 충분하지 않아 설명하지 못한 경우들이 아쉬움으로 남았습니다. 그래서 이 책을 통해 지면으로나마 제가 평소 조금 더 설명하고 싶었던 내용들을 정리했고, 최대한 쉽게 풀어서 설명하려고 노력했습니다.

집에 두고 상비약처럼 보는 책, 약국에서 제대로 설명을 못 들었다면 참고하기 위해 제일 먼저 떠오르는 책이 되었으면 합니다.

여러분의 몸과 마음의 건강을 위해 늘 응원하겠습니다.

건강하세요!

참고문헌

약사공론 약국일반약매출 TOP100 리스트 2019년 12월 ~ 2024년 10월

건강보험심사평가원 《노인의 부적절한 다약제 사용관리 기준 마련》 2023

이유민 《요양시설 입소 노인의 잠재적 부적절 약물 사용 양상》 2022

보건복지부 《2020 한국인 영양소 섭취기준》 2020

보건복지부 《2020 한국인 영양소 섭취기준 활용》 2022

질병관리청 《2022 국민건강통계 - 국민건강영양조사 제9기 1차년도》 2022

통계청 《2022 생명표》 2023

Phyllis A. Balch 《Prescription for Nutritional Healing》 6판 2022

J American Geriatrics Society 《J American Geriatrics Society 2023 updated AGS Beers Criteria for potentially inappropriate medication use in older adults》 2023

Tai Young Kim 외 《Platycodin D, a natural component of Platycodon grandiflorum, prevents both lysosome - and TMPRSS2-driven SARS-CoV-2 infection by hindering membrane fusion》 Experimental & Molecular Medicine 2021 53:956-972

James E. Tisdale 외 《Drug-induced diseases : prevention, detection, and management》 American Society of Health-System Pharmacists, 2010.

Teresa Brevini 외 《FXR inhibition may protect from SARS-CoV-2 infection by reducing ACE2》 Nature 2023 Mar;615(7950):134-142.

박지영 외 《지역 사회 거주 노인을 위한 약물사용검토 도구에 대한 체계적 문헌고찰》 Korean J Clin Pharm, Vol. 31, No. 1, pp. 61-78, 2021

최은옥 외 《사향 함유 우황청심원액과 영묘향 함유 우황청심원액의 혈압강하작용 및 적출심장에 미치는 효과에 대한 약리효능비교》 한국생약학회 Vol 31권 3호 310-319, 2000

배현 《이제 당신도 올바르게 먹어야 합니다》 대성 2018

이왕재 《이왕재 교수의 비타민C 이야기》 라온누리 2016

어윈 스톤 《힐링팩터》 페가수스 2014

늘픔약국 《대한민국 동네약국 사용설명서》 생각비행 2020

이정철 임성용 《약짓는 오빠들이 들려주는 약쓸신약》 시대인 2019

이지현 《내약 사용설명서》 세상풍경 2016

윤민호 《지금 당장 건강에 투자하라》 매일경제신문사 2022

배현 《몸을 위한 최선 셀프메디케이션》 황금부엉이 2023

약학정보원 《맞춤 OTC 선택가이드》 약학정보원 2020

약학정보원 《일반의약품 완벽가이드 1,2》 약사공론 2021

수지코헨 《24시약사》 조윤커뮤니케이션 2007

강준, 조재소 《의사와 약사는 오늘도 안 된다고 말한다》 박영스토리 2022

최해륭 《최해륭 약사의 쉽고 빠른 한약영양소 활용법》 정다와 2022

조양연 외 《실전! 질환별 개인맞춤형 건강기능식품 추천요법》 대한약사회 2024

안잘리 마토 《스킨케어 바이블》 윌북 2019

박민규 외 《비스테로이드성 소염제의 최신사용지침》 J Korean Orthop Assoc 2020;55:9-28

대한안과학회 《눈 건강관리를 위한 9대 생활 수칙》 질병관리본부 2011

보건복지부 《의료인을 위한 금연진료 상담안내서》 보건복지부, 국민건강보험공단 2015

식품의약품안전평가원 《약과 음식 상호작용을 피하는 복약 안내서》 식품의약품안전처 2016

약국약학연구회 〈약국 상처관리: 습윤드레싱 선택과 흉터관리〉 약학정보원 2023

김성철 〈소화불량의 합리적 접근법〉 약학정보원 2016

김성철 〈여성 탈모의 합리적 접근법2〉 약학정보원 2016

송영천 〈탈모증의 개요와 약국에서의 환자상담〉 약학정보원 2018

약사공론 24. 4.13 〈판콜·판피린 국가대표 감기약 "내가 최고" 시장경쟁 가열〉

이 약 같이 먹어도 돼요?

중앙일보 헬스미디어 18.11.02〈흉터치료제, 딱지 떨어진 직후 2~3달 매일 발라야 효과 있지요〉

히트뉴스 20.7.23〈연어를 사랑하는 제약회사들, PDRN PN은 블루오션?〉

헬스코리아뉴스 21.3.23〈보령제약 용각산에 코로나19 치료효과?〉

팜 이데일리 24.1.23〈치약형 잇몸치료제 1위 '잇치', 지난해 333억원 팔렸다〉

파이낸셜뉴스 24.3.21 〈"눈이 너무 뻑뻑해" 봄에 심해지는 안구건조증 이렇게 관리하자〉

헤럴드 경제 24.7.9〈비오니까 발가락 간질간질, 장마철이면 엄청 팔리는 약이 있다〉

약사공론 24.7.15〈약국 트렌드를 잡아라 - OTC근본 제약사 우리입니다〉

팜뉴스 22.7.15〈비타민 그리고 활성형비타민〉

머니투데이 24.7.5〈우루사성분 UDCA, 코로나19 감염예방에 효과 있다〉

의약뉴스 24.4.5〈우황청심원 시장 1위 광동제약선택과 집중으로 품질제고〉

질병관리청 국가건강정보포털 health.kdca.go.kr

국가발전지표 지표누리 index.go.kr

약학정보원 health.kr

식품의약품안전처 식품안전나라 foodsafetykorea. go.kr

건강 보험 심사 평가원 hira.or.kr

서울대병원 건강정보 snuh.org

경구수액만들기 rehydrate.org

아산병원 건강정보 질환백과 amc.seoul.kr

제약사 및 유통업체 홈페이지 : 경동제약, 광동제약, 건일제약, 녹십자, 대웅제약, 대원제약, 동아제약, 동화제약, 동국제약, 동성제약, 명인제약, 보령제약, 삼성제약, 삼남제약, 삼아제약, 삼진제약, 유한양행, 일동제약, 일양약품, 중외제약, 종근당, 제이웨이브, 지피테라퓨틱스코리아, 코오롱제약, 태극제약, 한독, 한미약품, 한국코와, 한국메나리니, 한국팜비오, 현대약품, 한국존슨앤존슨, 후파마, 헤일리온, 센소다인, 파로돈탁스, 퍼슨, 옥시레킷벤키저, 오펠라헬스케어코리아 씨앤씨헬스케어, 니코레트